自分で聴力を
回復する
正しい方法

耳が
よく聞こえる!
ようになる本

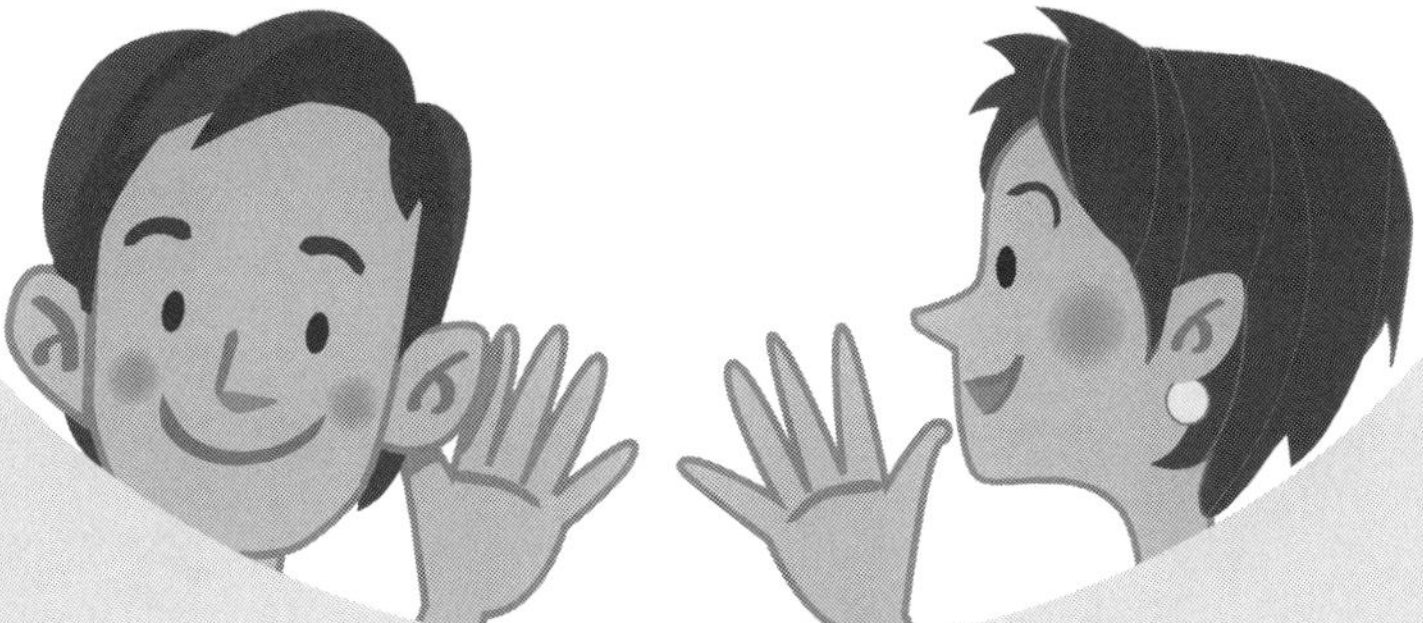

国際医療福祉大学病院
耳鼻咽喉科教授
中川雅文

河出書房新社

耳がよく聞こえる！ようになる本　目次

プロローグ
“耳の聞こえ”をあきらめないで！
これからの人生を左右する、耳の大切な話――

1章
いまの聴力を自己診断する
ふだんの生活の中で、どんな症状が出ていますか――

2章 聴覚のしくみを知る
デリケートな耳と健康の関係を理解しよう——

3章 耳をよくする習慣・悪くする習慣

最新医学が明かした、耳の意外な特性とは――

4章 難聴を引き起こす病気とは

原因・症状・治療法と、自分でできるケア――

プロローグ

〝耳の聞こえ〟をあきらめないで！

――これからの人生を左右する、耳の大切な話――

日本人の6人に1人は難聴!

予防・治療は早いほどよい――

視力が低下してくると、遠くや近くのものがぼやけて見えたり、文字が読みにくくなったりして日常生活に支障が出るため、すぐに「視力が落ちてきたな」と気づきます。ところが聴力の場合、多少聞こえが悪くなったくらいでは、自分自身もまわりの人もなかなか気づきません。

たとえば、テレビやラジオの音が聞こえにくくなっても、ボリュームを少し上げさえすれば困らないし、ささやき声が聞き取りづらくなっても、日常生活にはあまり支障がないからです。

では、どんなときに聴力の低下を自覚し始めるかというと、ふだんの会話が聞き返しが多くなり、コミュニケーションがスムーズにいかなくなってしまったとき。実際、「耳の調子がおかしい」「聞こえが悪くなってきた」と耳鼻咽喉科《じびいんこうか》の外来を訪れる患者さんは、すでにかなり重度の難聴になっている人がほとんどといってもいいでしょう。

難聴にもさまざまなタイプがありますが、その多くは進行性で、放置していると加齢とともに聴力レベルは徐々に低下していきます。早期に治療を開始すれば回復を期待できるもの、進行を食い止められる可能性のあるものもあります。そのため、すでに重度の患者さんの治療に際して、もっと早く気づいて来院してくれていたら……と残念に思うこともしばしばです。

世界保健機関（WHO）では、世界人口の約1割が難聴であると推定していますが、2009年に報告されたある調査によれば、日本の難聴者数は、軽度難聴も含めて約2000万人（「補聴器供給システムの在り方に関する研究」2年次報告書より）。つまり、日本人の約6人に1人が難聴だと推定されています。

ただし、この数値はあくまでも自己申告によるもので、きこえの困りの自覚のない人＝潜在的難聴者も少なくないはずですから、実際にはもっと多くの人が耳にトラブルを抱えているものと思われます。

難聴の予防や治療に早すぎるということはありません。長い人生を楽しむためにも、大切なのは、まず、現在の聴力レベルを知ること。そして、もし「以前より聞こえが悪くなってきた」と感じるようなら、できるだけ早い段階から予防・治療を開始し、聴力の低下を防いでいきましょう。

難聴は老化現象ではなかった！

生活習慣しだいで、若くても難聴に……

年をとったら耳が遠くなるのは仕方ない――。ほとんどの人がそう思っているのではないでしょうか？

実際、聴力は20歳のころをピークに徐々に低下し始め、周波数の高い音（高音）から順に聞こえにくくなっていきます。個人差はあるものの、40歳を過ぎたころから軽い難聴の兆候《ちょうこう》が現れ始め、60代を過ぎるとふだんの会話でも不自由を感じる人が増えてきます。

65歳以上の日本人の４人に１人、75歳以上の２人に１人が「明らかに補聴器が必要なレベルの難聴」であるというデータもあり、医師としても、高齢で難聴が進んでしまった人に対しては「年齢的に仕方ないですね」とお話しするのがごく一般的でした。

しかし、その一方で、高齢になってもまったく聴力の衰えが見られない人たちもいます。

１９６０年代にアフリカで発見されたマバン族は、当時、高齢者にもまったく聴力の衰えが見られませんでしたし、75歳以上の日本人の約４％は20歳代並みの聴力を維持しています。

いくつになっても聴力が衰えない人とそうでない人の差は、いったいどこにあるのでしょう？　彼らは、恵まれた遺伝子をもって生まれた「特別な人」たちなのでしょうか？

２００７年10月、日本の国立長寿医療センターが、その答えとなる驚くべき疫学《えきがく》データを発表しました。

同センターは、老化のプロセスや病気の要因、予防法などを明らかにするため、40〜79歳の約２４００人の生活習慣や健康状態を、平成９年から２年ごとに追跡調査し続けています。その調査データを分析した結果、**難聴と明らかな相関関係があるのは「騒音」と「動脈硬化」のふたつだけであり、「難聴と年齢には相関関係がない」ことが判明した**というのです。

つまり、いままで老化現象だとばかり思っていた難聴＝加齢性難聴は、「自然な老化現象」でも「年をとれば誰もがなるもの」でもなく、**生活習慣を改善することで予防可能な「生活習慣病」であることがわかった**と言えるのではないでしょうか。

これは、高齢社会に生きる私たちにとって素晴らしいニュースですが、だからといって喜んでばかりもいられません。

難聴と年齢に相関関係がないということは、いくつになっても20歳代のころのような、若々しい聴力を保てる可能性があると同時に、若くても加齢性難聴と同様の難聴になる可能性があるということ。若いからといって決して安心はできないのです。

WHOが緊急警告した若者の難聴

通勤電車レベルの騒音やイヤホン音楽で難聴に……

難聴になる人が増加しつつあると言われている現在、とくに若年層での急増が目立つのが、**「ヘッドホン難聴」や「イヤホン難聴」**、あるいは**「スマホ難聴」**と呼ばれる**「騒音性難聴」**の一種です。その急増ぶりを危惧《きぐ》した世界保健機関（ＷＨＯ）から、２０１５年３月、日本でも耳の日（３月３日）に合わせて若者たちに警告が発せられました。

それによれば、日本をはじめとする中高所得国に住む12〜35歳の半数、約11億人が「聴力にダメージを与える可能性のある危険な音」にさらされています。

ここでいう「危険な音」とは、85デシベル以上の音のことです。85デシベルというと、電車内の騒音や街中の喧騒《けんそう》がちょうど70〜90デシベルくらい。ヘッドホンやイヤホンで音楽を聞くときは、まわりの騒音より20デシベルほど大きい音でないと騒音にかき消されて快適に音楽を楽しめませんから、通勤・通学途中の電車内や街の喧騒の中ではついついボリュームを上げてしまい、軽く85デシベルを超える大音量で聞いてしまいます。

ヘッドホンなどで大音量の音楽を楽しむ若者が増え、15〜24歳の年齢層における難聴者数は、この10年で2倍に増えたのです。ＷＨＯは、ヘッドホン、イヤホンの使用を１日１

時間未満にするよう、すすめています。

「音量には気をつけている」「毎日短時間しか聞いていない」という人も、油断大敵です。

騒音になるリスクの大きさは、「音の大きさ」×「音にさらされた時間」で決まります。たとえば、ヘッドホンなどで、大きめの音量の音楽を楽しんでいると、1日1時間でも1年足らずで難聴になってしまいますし、片道2時間の電車通勤なら、定年をまたずに耳の不調が気になり始めるでしょう。

音量を控えめにしていても長年の間には難聴のリスクが高まっていきますし、大音量で聞いていれば短期間でリスクが高まるということを覚えておきましょう。

さて、すでに述べたように、加齢にともなって増える難聴の2大原因は「騒音」と「動脈硬化」です。そのため、若いころに大きな音で音楽を聞いていた人が中高年になり、「動脈硬化」というダメージが加わると、難聴のリスクはさらに一気に高まります。

なぜ、動脈硬化が難聴の原因になってしまうのか、その理由は後で詳しく説明しますが、耳も心臓などの内臓と同じ身体の臓器のひとつです。血管が硬くなったり詰まったりして全身に十分な酸素や栄養が行き渡らなくなると、耳も酸欠や栄養不足に陥り、「聞く」ための機能が低下してしまいます。

運動不足や脂っこい食事、不規則な生活、喫煙や過度の飲酒習慣、ストレスなど、血管

や血流にダメージを与え、動脈硬化やメタボリックシンドロームにつながるような生活習慣はすべて、耳にも悪い生活習慣だと思って間違いありません。

動脈硬化とかかわりの深い難聴は「動脈硬化性難聴」とでも呼びたいところですが、医学の世界にはそのような診断名は存在しません。そこで本書では、動脈硬化やメタボリックシンドロームと深いかかわりのある難聴を総称して、**生活習慣病難聴**と呼んでいます。

たとえ健康診断では「要注意」程度の数値しか出ていない人でも、動脈硬化が進んでいくと、高い周波数の音から徐々に聞き取りづらくなっていきます。中高年に多い「生活習慣病難聴」は、メタボリックシンドロームの入り口で起こると言ってもよいでしょう。

また、最近では「騒音」と「動脈硬化」に加え、「ストレス」も難聴の重要な要因のひとつとなっています。

とくに若い女性の間では、過労やストレスから自律神経やホルモンのバランスを崩し、「急性低音障害型感音難聴（ＡＬＨＬ）」や「心因性難聴」になるケースが増えています。

このように、現代人に増えている難聴は、心身の健康状態と深いかかわりがあります。以前より聞こえが悪くなってきたと感じたら、心身からのＳＯＳかもしれません。耳だけではなく心と身体全体の問題として受け止め、生活改善や心のメンテナンスをスタートさせましょう。

難聴を放置すると認知症になる?!

高齢者特有のうつや不眠、だるさも難聴から――

難聴で怖いのは、単に耳が遠くなるということだけではありません。

じつは、「難聴の人は、認知症になる可能性が高い」ということが、さまざまな調査・研究から明らかになっています。

そのひとつ、米国国立加齢研究所の調査によれば、軽度難聴の人が認知症になるリスクは正常な聴力を保っている人の2倍、中等度難聴では3倍、重度難聴者では5倍も高くなります。

これまでにも、肥満や糖尿病、高血圧の人が認知症になるリスクが高いことはよく知られていましたが、重度の難聴者が認知症になるリスクは、それよりさらに高いのです。

ではなぜ、難聴が認知症につながってしまうのでしょう。

「耳学問」という言葉がありますが、生まれたばかりの赤ちゃんは、まわりの人が発する音を一生懸命に聞き、言葉やその意味を学び取る「耳学問」の天才です。しかも、赤ちゃんがマスターするのは、母国語だけではありません。

大人たちの声の調子から微妙なニュアンスの違いをくみ取り、相手の気持ちやまわりの人間関係、世の中のしくみまで学び取って社会性を身につけていきます。

大人の場合、すでにたくさんの言葉や知識、経験が頭の中の引き出しに詰まっているので、たとえ聞こえが悪くなっても、その不便さを推測や想像、経験で補うことができるでしょう。

しかし、新しい言葉や世の中の動きをキャッチする「耳学問」は、難聴の進行とともに次第に難しくなっていきます。

会話が聞き取りにくくなってくると、相手の微妙な気持ちをくみ取ることも難しくなり、生返事《なまへんじ》や的外れな発言が増え、誤解や気持ちのすれ違いも生じやすくなります。

また、難聴が進んで脳への刺激が減ると、情緒面にも少なからず影響が出てきます。

脳とは不思議なもので、たとえ80歳、90歳になって身体がみずみずしさを失っても、身体を動かしたり、頭を使ったりして五感と皮膚（体性）感覚を刺激していれば、脳神経ネットワークが活発にはたらき、情緒的も安定していられます。

ところが、聴力が低下して耳から入ってくる刺激が激減すると、なかなかそうもいきません。脳細胞は刺激を失うと衰えていく一方です。

その結果、脳神経ネットワークが正常にはたらかなくなってくると、学習力や記憶力が低下するだけでなく、感情の交通整理もうまくいかなくなり、うつなど心の病に発展することがあります。

最近では、このように、難聴と認知症の関係だけでなく、高齢者に多いうつや不眠、だるさなどの不調との関係も、次第に明らかになりつつあります。

それでも、本当は難聴のせいで自分の殻《から》に引きこもってしまっただけなのに、まわりから「気難しくなった」と誤解されたり、うつや認知症になったと誤解されるケース、そのまま本当に真性のうつや認知症に発展してしまうケースは、いまも後を絶ちません。

これはあくまでも私の個人的な見解ですが、**難聴にともなう認知症やうつの多くは、早い段階での治療や補聴器の着用などによって、ある程度予防・改善することができるはず**です。

難聴の若齢化とともに、認知症の若齢化も進んでいます。

若い人ほど、「認知症なんて、まだずっと遠い未来のこと」と考えがちですが、もし軽い難聴が始まっているとしたら、それほど遠い未来のこととは言えないのです。

難聴は治る？　治らない？

治りやすい伝音難聴と治りにくい感音難聴――

聞こえが悪くなったと気づいたとき、いちばん気になるのは「難聴は治るの？」ということでしょう。

身体の病気に治るものと治らないものがあるように、難聴にも、治る可能性が高いものと低いものがあります。

まず、両者にはどんな違いがあるのか知っておきましょう。

私たちが音を「聞く」ことができるのは、耳の外耳《がいじ》・中耳《ちゅうじ》・内耳《ないじ》と、内耳から脳につながる聴神経が正常にはたらいてくれるおかげです。

難聴のタイプは、このうちのどこに障害があるかによって、**伝音《でんおん》難聴・感音《かんおん》難聴・混合難聴**の３つに分けられます。

治る可能性が高いと言われているのは、伝音難聴です。

伝音難聴は、耳の中でも「音を伝える」はたらきをする外耳や中耳、その間にある鼓膜《こまく》などに障害が起こる難聴で、低い周波数の音（低音）から聞こえにくくなっていきます。

外耳や中耳は、比較的単純な構造をしているため、病気やケガでダメージを受けても、

難聴のタイプ

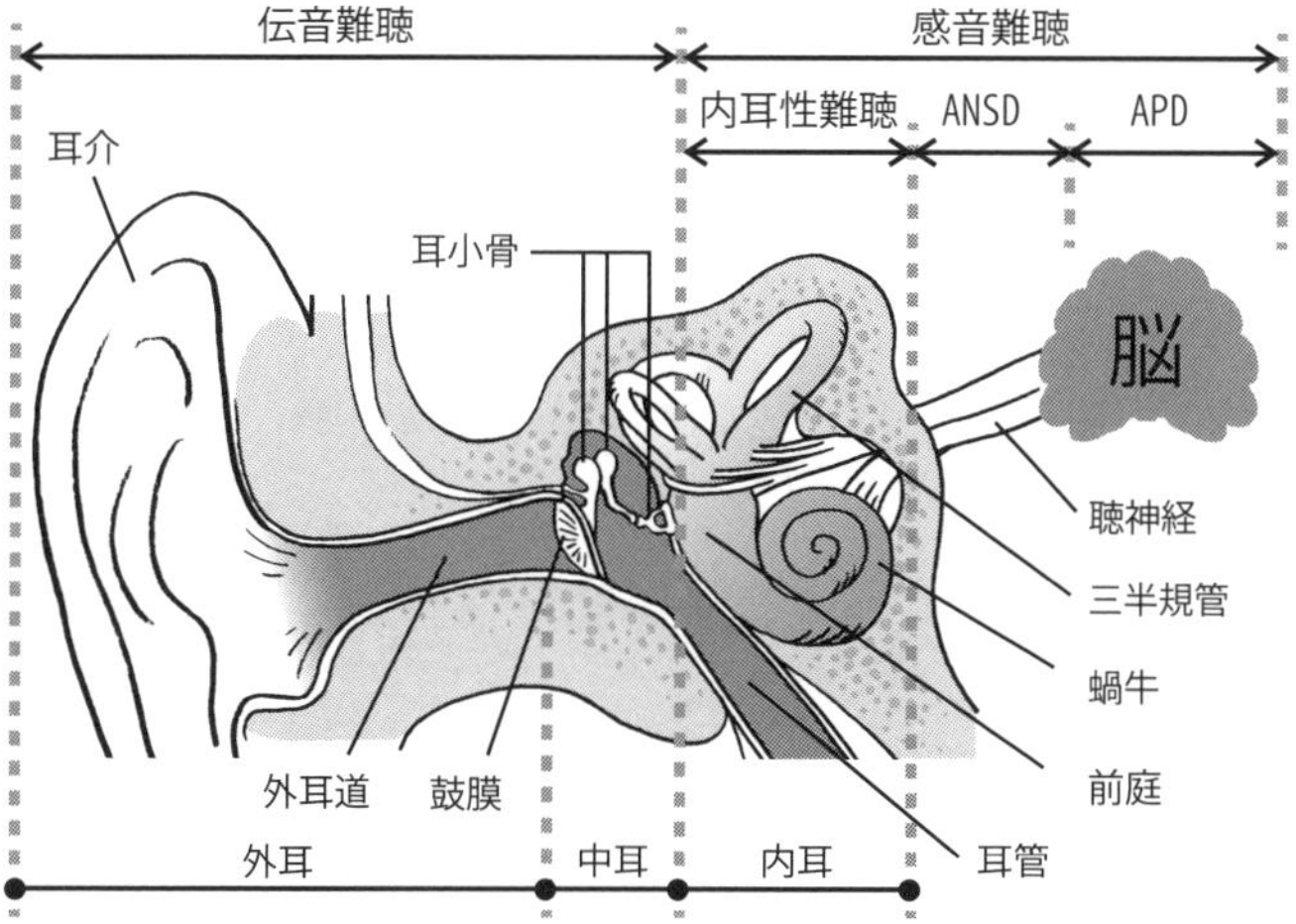

伝音難聴	外耳・中耳など、音を伝える部位の障害が主な原因。低音域が聞きとりにくい。治療によって回復が期待できる。
感音難聴 ― 内耳性難聴	蝸牛、有毛細胞の障害。騒音や動脈硬化が主な原因。
感音難聴 ― ANSD（聴神経障害スペクトラム異常）	聴神経が先天的に細かったり、なかったり、あるいは成長とともに細くなっていく障害。原因不明の進行性の難聴。
感音難聴 ― APD（聴覚情報処理障害）	左右の脳をつなぐ脳梁という回線や大脳皮質（角回）のはたらきの障害で生じる。聞こえてはいるが、ニュアンスや言外の意味がわからない。

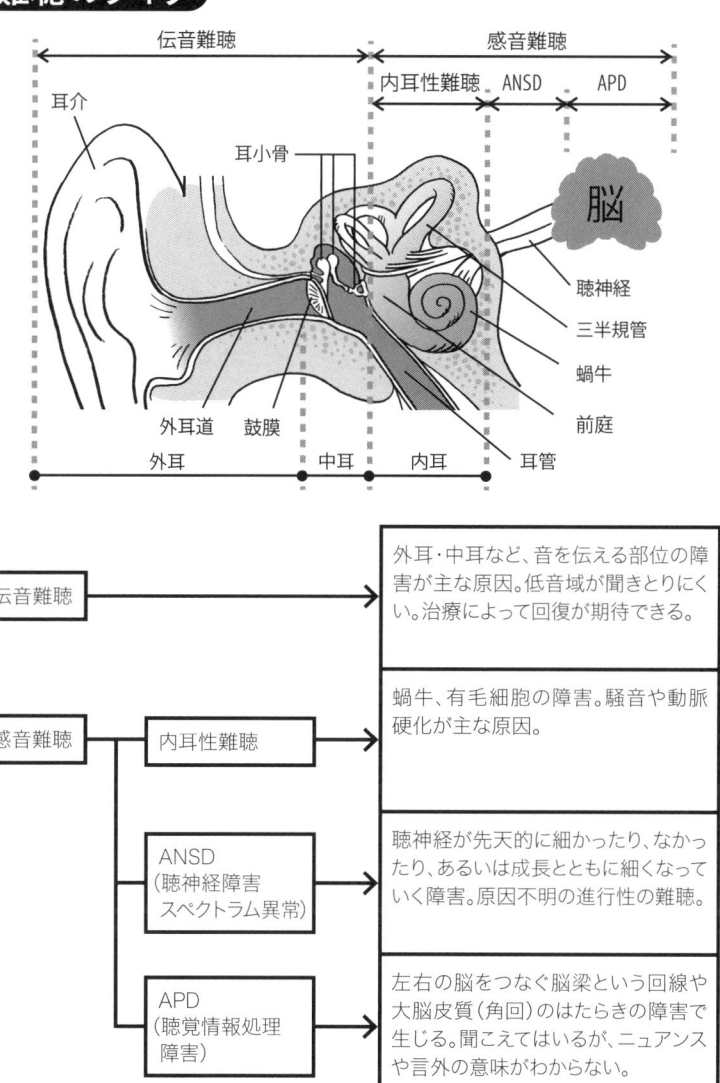

投薬や手術などで治療することができ、聴力が回復する可能性も高いと言えるでしょう。また、補聴器を使えば再び聞こえがよくなる可能性も十分あります。

一方、治りにくいと言われるのは、感音難聴です。

感音難聴は、耳の奥にある内耳や聴神経など、「音を感じる」はたらきをする部位に障害がある場合が多く、高い周波数の音（高音）から聞こえにくくなっていきます。

内耳や聴神経は、脳というコンピュータにつながる超高性能な精密機器のようなものです。障害が発生しても、どこがどう壊れているのか特定しづらいうえ、きわめて繊細で複雑な構造をしているので、たとえ壊れた部位をある程度特定できても、修復するのは難しく、根治《こんち》が非常に困難と言われます。

また、外耳や中耳の病気が悪化して内耳にまでおよぶと、伝音難聴と感音難聴を合併した混合難聴となり、これも根治が難しい難聴のひとつと言えるでしょう。

しかし、たとえ感音難聴になってしまっても、あきらめる必要はありません。

医学や技術は常に進歩しています。

私たち医師も、常にアンテナを広げて情報収集していますが、患者さんたち自身がこうしたニュースや現状をきちんと把握しておくことも、適切な治療を選択して治療を進めていくうえでとても重要なことなのです。

治療の最前線はまさに日進月歩！

突発性難聴にも意外な治療法が……

まず知っておきたいのは、人工内耳や補聴器の目覚ましい進歩です。

たとえば、治療が難しいといわれる感音難聴の中には、「声は聞こえているけれど、何を話しているのかわからない」という症状を発症する場合があります。これは、脳というコンピュータのエラーのようなもの。音が聞こえないのではなく、理解することができないわけですから、補聴器を使って音を増幅しても、聞こえを改善するのは困難です。

こういう場合の選択肢として、人工内耳を埋め込み、聴神経を電気的に刺激して聴覚を取り戻すという術法があります。個人差もあるため、残念ながらすべての人に有効というわけではありませんが、ダウン症や学習障害（ＬＤ）児に対して有効ではないかと注目されています。今後さらに大きな可能性を秘めた術法と言えるでしょう。

また、これまで根治が難しいと言われていた突発性難聴にも、光が射《さ》してきました。

突発性難聴は、急激に片方の耳の聴力とそれに対応する脳のはたらきが低下してしまう原因不明の疾患です。現在のところステロイド剤などの薬物療法による治療が中心ですが、その有効性についてはいまだに議論が続いており、より確実な治療法が待ち望まれていました。ところが、２０１４年1月、日本の自然科学研究機構生理学研究所の研究チームが行なったある治療法で、約3か月後に86％の患者が劇的に改善し、脳活動も健常者と同等レベルにまで回復したというのです。

ある治療法とは、正常な耳をふさぎ、難聴の耳だけで毎日約6時間クラシック音楽を聞くというもの。これまでは、ひたすら耳を休ませて安静に過ごすことが推奨されていましたが、むしろ積極的に音を聞くことで、再び聴力と脳が活性化したというわけです。

このニュースを聞いたとき、私には思い当たることがありました。

難聴になった人に補聴器を毎日5時間以上装着してもらい、できるだけ音読や朗読をするようにしてもらうと、半年ほどで言葉を聞き取る力が向上するという現象がしばしば見られます。

耳の障害が改善したわけでも、聞こえる音域が広がったわけでもないのですが、「意味のある言葉を聞き取る力」が改善してくるのです。

すでにお話ししたように、脳は使わなければどんどん衰えていきます。そのため、難聴になってそのまま放置すると、まるで砂の城がサラサラと崩れ落ちていくように、頭の中の引き出しにしまっておいた言葉まで断片的に欠けていき、新しい言葉を覚えるのも難しくなっていきます。

難聴で学習障害が起こり、覚えることが難しくなるわけですが、補聴器をつけることで再び脳に入ってくる刺激が増えれば脳が活性化していきます。さらに、本を読んで自分の声で言葉を発し、その言葉を自分の耳から脳へ入力することで、脳はさらに活性化し、頭の中の言葉の引き出しから言葉を出し入れする力や直感力が鍛えられていきます。その結果、言葉を聞き取る力が甦《よみがえ》ってくるのでしょう。

このように、脳力や聴力には、まだまだ解明されていない不思議な力が備わっています。そこをいかにして引き出し、伸ばしていくかということも、「聞こえ」を回復させる大きな鍵となります。

そして、もうひとつ、今後に大きな期待が寄せられているのが、最先端医療による新しい治療法の登場です。

とくに、最近の再生医療や遺伝子治療の研究成果は目覚ましく、昨日までは治療不可能と言われていた難聴の治療が見つかった、治ったというニュースも次々と報告されています。ただし、これらのニュースの多くはマウスなどによる動物実験レベルのもので、臨床の現場に反映されるまで長い時間がかかったり、途中で副作用が見つかったり、有効性が否定されたりと、不確定要素も多いということをよく理解しておきましょう。

ニュースに一喜一憂するのではなく、確かな情報を見極めることが大切です。

難聴は「放置しない」「耳を鍛える」ことが大切！

原因と治療法の知識を身につけよう――

難聴は治療が難しいタイプのものも多いだけに、予防すること、気づいたら放置しないこと、進行を食い止めることが大切です。

たとえば、ロック系コンサートなどで１２０デシベル以上の大音量を浴びた場合に起こるロック難聴（急性《きゅうせい》音響《おんきょう》外傷《がいしょう》性難聴）や、原因が不明な突発性難聴などは「発症から１週間が勝負」と言われ、それ以上放置すると回復が難しくなりますから、「休めば治る」といった自己診断はとても危険です。

また、ロック難聴や突発性難聴のほか、現代人に多い生活習慣病難聴や心因性難聴の場合も、最初は「耳鳴り」から始まる場合も多く、その背景には、動脈硬化や脳のエラーが隠れている場合もあります。

耳鳴りや急激な聴力の低下を感じたら、すぐに受診するよう心がけましょう。

耳鼻咽喉科は、子どものころに鼻炎や中耳炎などで通院したくらいで、あまり縁がない、何となく敷居が高いと思っている方も多いでしょう。

しかし、「聞こえ」のトラブルは心身からのＳＯＳであることも多く、通常の定期検診では見つからなかった思わぬ病気や病気の種が見つかる可能性もあります。

たとえ受診するほどではないと思う程度でも、できれば一度、耳鼻咽喉科で検査してもらい、現在の聴力や耳の状態をしっかり把握しておけば、加齢にともなって増える難聴を防ぐよいきっかけにもなるでしょう。

そして、いつまでも若々しい聞こえを維持するため、聞こえの衰えを改善するため、日頃から耳によい生活習慣を送るとともに、耳をしっかり鍛えておきましょう。

健康志向はますます高まりつつあるというのに、なぜか、「聞こえ」を維持する健康法や、耳を鍛える健康法については、あまり知られていません。

本書では、その方法についても詳しくご紹介していきたいと思います。

まず1章で、自覚症状からご自身の聴力をセルフチェックしていただき、きこえの困りのレベルをつかんでいただきます。

つぎに2章では、耳の聞こえがどのようなしくみになっているかを説明いたします。のちほど説明する、きこえの困りの原因や対処方法について、より深く理解していただけるはずです。

3章では、知らず知らずのうちに難聴の原因となっている日常の習慣や、聴力の回復につながる方法や習慣についてくわしく説明していきます。

4章では、「このごろ聞こえが気になる」と感じていらっしゃる方にぜひ知っておいていただきたい、耳の病気を紹介します。症状や原因、治療法の解説、そして患者さんが日常生活を送るうえでのアドバイスをさせていただきました。

5章では、近年、機能や使い勝手の向上が著しい、補聴器について解説しました。

本書を読んでくださった方が、難聴や「聞こえ」に関する正しい知識を身につけ、長い人生をより充実した楽しいものにされるよう、心から願っています。

1章

いまの聴力を自己診断する

――ふだんの生活の中で、どんな症状が出ていますか――

難聴は定期検診だけではわからない?!

——レベルや症状は、人によってさまざま——

何となく聞こえが悪くなってきたと感じていても、学校や職場の健康診断で「異常なし」の結果が出ると、ほとんどの人はホッと胸をなでおろして安心し、「気のせいだったんだ」と思い込んでしまいます。

ところが、そこが大きな落とし穴です。

耳鼻咽喉科で行なわれる聴力検査は、ヘッドホンをつけてピーッという音が聞こえたらボタンを押す「標準純音聴力検査」と呼ばれるものです。

この検査では、125ヘルツから8000ヘルツまでの「さまざまな周波数（高さ）の音」を「さまざまな大きさ（音圧）」で聞くことで、聴力のレベルがどれくらいか、聞こえの悪さが耳のどの部分の異常によるものかを調べることができます。

しかし、健康診断の場合は、短時間で大勢の中から「早急《さっきゅう》に受診する必要のある人」「重大な障害が疑われる人」を探し出すのが大前提なので、ひとりひとりにかけられる時間はわずかです。

そこで、本来は125・250・500・1000・2000・4000・8000へ

ルツの7つの周波数帯を、ひとつひとつ丁寧に聞いていくべきところですが、多くの場合は1000ヘルツと4000ヘルツのふたつの音の高低だけを、大小の強さで数回ずつチェックするだけ。これでは、高い周波数の音から聞こえなくなっていくタイプの感音難聴や特定の音だけが聞こえないタイプの難聴は見つかりにくく、本当の〝きこえの困り〟は見つけられません。

ひと口に難聴といっても、聴力レベルや症状はさまざまです。それだけに「耳を専門とする耳鼻咽喉科の医師」に相談しないと気づきにくいタイプのものもあります。

耳鼻咽喉科では、「標準純音聴力検査」のほか、必要に応じて「語音聴力検査」、「ティンパノメトリー（中耳や鼓膜の検査）」、「内耳機能検査」「聴性脳幹《のうかん》反応検査」など、より専門的な検査を行ないます。

また、動脈硬化や聴神経のはたらきに問題がある場合は、ほかの科との連携によって「頸《けい》動脈《どうみゃく》エコー」や「頭部MRI（磁気共鳴画像診断）検査」、「頭部MRA（磁気共鳴血管造影）検査」などを行なう場合もあります。

難聴には、自分やまわりの人が気づくことのできるさまざまな兆《きざ》しがあります。たとえ健康診断で「異常なし」だったとしても安心せず、正しい知識をもって難聴の兆しを見逃さないようにしましょう。

ささやき声が聞こえますか?

――どのレベルの難聴から、何をすべきか――

自分やまわりの人が難聴かどうかを知るうえで、いちばんわかりやすい手がかりとなるのが「ささやき声やひそひそ話が聞こえるかどうか」です。

一般的に、聴力レベルは音の大きさ（音圧）を表すデシベル（dB）という指標を使って分類され、25デシベル未満の音が聞こえれば正常、25デシベル以上40デシベル未満なら軽度難聴、40デシベル以上70デシベル未満で中等度難聴、70デシベル以上90デシベル未満で高度難聴、90デシベル以上しか聞こえないと重度難聴と診断されます。

つまり、25デシベル以上の音しか聞こえない人は、少なくとも軽度難聴以上の難聴ということになります。

ふだんの会話の声は30～60デシベルくらいですから、会話が問題なくできていても、25デシベルの音が聞こえるかどうかはわかりません。そこで、それよりやや小さめの声、ささやき声やひそひそ声が聞こえるかどうかが、軽度難聴の境目となるわけです。

ただし、音の大きさ（音圧）は、音源からの距離によって大きく変わります。会話の相手との距離が縮まると大きく聞こえますし、逆に距離が大きくなると小さく聞こえます。

難聴のレベル

正常	ひそひそ話も聞き取れる。大勢の人がいる部屋の中でも、会話を聞き取れる。	
軽度難聴	聞き返すことが多い。大勢の人がいる部屋での会話が聞き取りにくい。	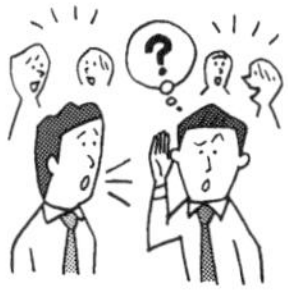
中等度難聴	テレビの音が大きいと家族に言われる。普通の大きさの声の会話が聞き取りにくかったり、聞き違いが多い。	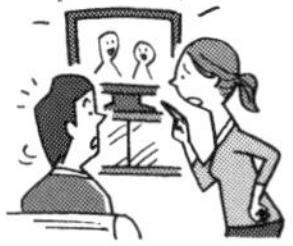
高度難聴	大きな声でも聞き取りにくい。耳元で大きな声で話してもらうと聞こえる。	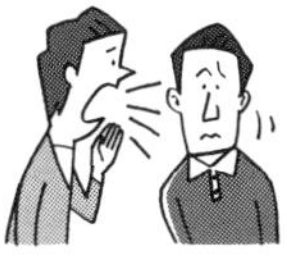
重度難聴	耳元の大きな声も聞こえない。	

ですから、耳元でささやく声が聞こえるからといって、正常かどうかはわかりません。静かなところで、1メートルほど離れたところからささやき声が聞こえれば正常、聞こえなければ軽度難聴が始まっていると考えてよいでしょう。

じつは、一度25デシベルという境界線を超えてしまい、そのまま気づかず放置していると、軽度難聴から中等度難聴に進行するのにはさほど時間がかかりません。中等度難聴になっても、ふだんの会話に困ることはありません。しかし、世界保健機関（WHO）は、41デシベル以上の難聴には、補聴器を着用するよう推奨しています。

というのは、41デシベル以上の難聴になると、学習障害やコミュニケーション障害といった目に見えない障害が出始める可能性があるからです。

後ろから声をかけられても気づかないとか、「言った」「言ってない」といった小さなすれ違いは、家族やごく親しい間柄ならともかく、ビジネスでは大きなトラブルにつながりかねません。

そうならないためには、軽度難聴のうちに気づき、少しでも早く生活習慣を改善するといった対応策をスタートさせることが重要です。難聴が疑われる場合、本人だけでなく家族も注意深く見守り、早期発見と生活習慣改善をサポートしてあげることも大切でしょう。

「空気が読めない」のは難聴のせい?!

難聴の始まりの意外な兆候を見逃さない――

私のまわりを見渡してみても、40代以上で、きこえの困りのない人を探すほうが難しいというくらい、中高年の難聴は増えています。すでに補聴器を使っていたほうがよいレベルの中等度難聴が疑われる人も少なくありません。

では、どんなところで「この人は中等度難聴以上の可能性が高いな」と気づくかというと、そのポイントのひとつは、会話のテンポや「間」でしょう。

たとえば、「これ、いいね」と話しかけたとき、間髪《かんはつ》を入れずに「うん、いいね」と言う返事が返ってくると、会話はテンポよくはずんでいきます。この「間髪を入れず」というのが、とても重要で、心理学や脳科学の世界では、テンポのよい会話、ノリのいい会話の「間」は、0・2~0・3秒だと言われています。

ところが、難聴が進んでくるとなかなかそうはいきません。

通常、私たちが何らかの刺激を受けて考えながら反射反応を示すまでにかかる時間は約0・7秒以内と言われています。その半分以下の0・3秒で返事ができるのは、相手の話の内容や声の抑揚《よくよう》などから話し終わるタイミングを予測し、相手が話し終わる前に反応しているから。その証拠に、どんなにノリのいい人、頭の回転が速い人でも、まわりの騒音がうるさいとテンポよく会話するのは難しいはずです。

難聴が進むと、声の微妙な抑揚を聞き分けるのが難しくなってきます。

また、言葉がハッキリ聞き取れなくなると、頭の引き出しの中から似ている言葉を探し出して照会したり、推理したりしながら会話するようになるため、その分返事をするのに時間がかかってしまいます。

しかし、返事がワンテンポでも遅れると、「返事にちゅうちょしている」「うわの空で聞いていた」という印象を与えてしまいがちです。

聞き返しが増えて会話の腰を折ったり、聞き間違いをして話があらぬ方向に展開してしまうこともあるかもしれません。

世の中では、そういう人を「天然ボケ」「不思議ちゃん」「空気が読めない人」などと呼ぶわけですが、そのうちの何割かは難聴なのかもしれません。

難聴がある程度進んでも、面と向かって相手の目や表情をよく見て話せば、それほど会話に困ることはありません。しかし、ノリのいい会話が難しくなってきたら、中等度難聴の可能性を疑ってみるべきでしょう。

「サカタ」は聞こえますか？

日本語は難聴に気づきにくい言葉――

日本は世界の先進諸国の中でも、補聴器の普及率が非常に低い国のひとつです。

「補聴器なんて年寄りくさい」「わずらわしい」と敬遠する人が多いことや、補聴器の価格の高さ、福祉制度の問題など、さまざまな要因が指摘されていますが、どうもそれだけでは説明のつかないこともあります。

たとえば、日本で補聴器を着用しているのは、56デシベル以上の難聴の人がほとんどで、医師もそれくらい重い難聴にならないと、補聴器を強くすすめません。ところが、ヨーロッパなどでは30～40デシベル程度の軽い難聴でも、医療機関で補聴器をすすめられるまでもなく、むしろ積極的に補聴器をつけようとする人が多いのです。

この差は、いったいどこからくるのでしょう？

じつは、日本語は世界中の言語の中でも、もっとも低い周波数帯を使用する言語です。人種にかかわらず、加齢とともに聴力が衰えていくときは、高い音から聞き取りづらくなっていくのですが、日本語はもともと低い音を中心に使用しているので、高い音が聞き取りづらくなってもすぐには困りません。

一方、英語をはじめ高い周波数帯を使用する言語にとって、高い周波数の音が聞こえにくくなるというのは致命的と言えます。そのため、ごく軽い難聴でもたちまち不自由を感じ、補聴器の必要性を実感するようになります。

日本語は、世界でいちばん難聴に気づきにくい、難聴者にやさしい言語であったというわけです。

しかし、そんな日本語の中でも、サ行、カ行、タ行は比較的周波数が高く、難聴の進行とともに聞き間違いが生じやすくなります。「サカタ」に要注意です。

よくあるのは次のような聞き間違いですから、早期発見の手がかりのひとつとして、ぜひ覚えておきましょう。

ひろ（広）い → しろ（白）い

わら（笑）う → あら（洗）う

おかし（菓子）→ おはし（箸）

さとう（佐藤）さん → かとう（加藤）さん

ちなみに、江戸っ子はサ行が言えず、「おひめさま」が「おしめさま」になってしまうというのは有名な話です。江戸は当時としては世界的にも珍しい高齢社会で、高い音が聞きとれない人も多かったはずですから、このことが関係していたのかもしれません。

耳鳴りがしたら、難聴を疑え！

動脈硬化やストレスなどさまざまな原因で起こる——

耳鳴りも、難聴の兆《きざ》しのひとつとして見逃せません。

耳鳴りを感じる人の約9割が難聴で、難聴の人の約半数が耳鳴りを抱えているという調査結果もあるほどで、難聴と耳鳴りには非常に深い関係があります。

といっても、耳鳴りそのものはとくに珍しい現象ではなく、すべてが難聴の兆しというわけではありません。耳鳴りにも「怖い耳鳴り」と「怖くない耳鳴り」がありますから、耳鳴りがしても神経過敏にならず、冷静にその違いを見極めるようにしましょう。

「怖くない耳鳴り」の代表は、飛行機や新幹線に乗って急激に気圧が変化した後や、大音量で音楽を聞いた後などに感じる、「キーン」という高い音の耳鳴りです。これは音圧や気圧といった圧力の急激な変化によるもので、しばらくすれば自然におさまってくれます。

また、静かな場所でじっとしているときや、疲労やストレスがたまっているときなどに聞こえてくる「ザーザー」「ドクドク」という雑音のような耳鳴りは、「生体雑音」と呼ばれるもの。ふだんは意識下におさめて無視している血流音や呼吸音、心臓の拍動などの音が聞こえているだけなので、心配はいりません。

気をつけなければいけない「こわい耳鳴り」は、静かな場所ではないところでも聞こえ、何時間もあるいは何日も続く耳鳴りです。

こうした耳鳴りの怖さは、その背景に**動脈硬化**をはじめ、**糖尿病や脂質異常症**など、**血管の障害**が隠れていたり、まれにですが**聴神経腫瘍**《ちょうしんけいしゅよう》と呼ばれる脳腫瘍が隠れているところにあります。

身体の不調や病気だけでなく、**自律神経やホルモンバランスの乱れ、ストレス**などが原因で起こる**気分障害やうつ**など、心の不調が原因で起こる耳鳴りも少なくありません。

耳鳴りがするからといって、必ずしも難聴になる、難聴をともなうとは限りません。しかし、耳鳴りに気をとられて難聴に気づかないケースや、耳鳴りの背景にある心身の不調や疾患の治療を優先するあまり、難聴の治療や対策が後回しになってしまうケースがあるのも事実です。

そうならないよう、耳鳴りがあるときは、できるだけ早く耳鼻咽喉科医に相談して耳・身体・心を総合的にケアしてもらうことが大切でしょう。

また、もし片方の耳にだけ、突然激しい耳鳴りや難聴が生じた場合は、突発性難聴の可能性があります。この場合、早急に治療しなければ聴力に重大な障害が生じる可能性があることをよく覚えておきましょう。

耳鳴りに関しては、現時点では決定的な治療薬はなく、長年耳鳴りと闘っている患者さんが非常に多いというのが現実です。

しかし、悩みやストレスが大きいとき、耳鳴りの音を強く意識しているときほど、より大きく苦痛に感じるのが耳鳴りの特性のひとつ。耳鳴りを意識し過ぎることでさらに悪化・慢性化させるという事態だけは何としても避けたいものです。

耳鳴りの治療の基本は、耳鳴りを意識し過ぎないよう自分の気持ちをコントロールする「認知行動療法」や、あえてノイズを聞いて耳鳴りを意識しないように訓練する「TRT療法」、風や波の音、小鳥のさえずりなど自然の音をBGMのように聞き流す「音楽療法」があります。血流やリンパの流れを改善したり、自律神経を鍛えたりする「運動療法」、皮膚(体性)感覚にはたらきかける針治療など、さまざまな治療法があり、人によっては薬物治療よりも大きな成果を挙げています。

難聴と同様、たとえ完全に治すことはできなくても、自分に合った治療法やコントロール法を見つけて前向きに取り組み続けていくことが大切です。

突然に発症する難聴も、セルフチェックで予測

現代女性は難聴の原因にかこまれている！――

難聴や耳鳴りの中には、ストレスなどが原因で、ある日突然に発症するものもあります。突然なのですから手の打ちようがないと思うかもしれませんが、決してそんなことはありません。

たとえば、20～30代の女性に増えていると言われる**急性低音障害型感音難聴**（ＡＬＨＬ）も、ある日突然起こる難聴のひとつ。突発的に片耳だけが難聴になる、耳鳴りをともなうという点では、突発性難聴やメニエール病（131ページ）と非常によく似ていますが、主に1000ヘルツより低い周波数の音が聞こえなくなるというのが大きな特徴です。

いまのところ原因は解明されてないものの、ＡＬＨＬを発症する女性は、仕事や家事、育児などによる**疲労やストレスを抱え込んでいる人**が多く、**首や肩が著しく凝っていたり、自律神経やホルモンバランスが乱れて、さまざまな不調を抱えている人**も少なくありません。

ストレスが原因の難聴というと、過労や深刻な精神的ストレスをイメージするかもしれませんが、日常生活の中で積み重なっていく不調のひとつひとつを見逃さずにケアしてい

れば、「ある日突然」とはならないはずです。

また、難聴の2大原因は騒音と動脈硬化であり、日々当たり前のように繰り返している生活習慣の中にも、このふたつにつながるさまざまなストレスが潜んでいるはずです。

たとえば、女性にいちばん気をつけていただきたいのは、ドライヤーです。ドライヤーの音はターボモードだと、ロック系のコンサート会場と同様の110デシベル。それを何年もの間、ほぼ毎日10分以上使用し続けているとしたら、いつ突発性の難聴になっても不思議はありません。

ほかにも、掃除機やジューサー、ミキサーなど、女性が日常的に使用する家電の中には、かなり大きな騒音を出すものが多いですから、もう一度、自分自身の生活環境を見直してみましょう。

同様に、突発性難聴やメニエール病といった原因不明の疾患も、結局は何らかの生活習慣がいくつも積み重なった結果、内耳に障害が起こって難聴を発症します。

まず、自分自身の生活習慣のどこが原因となり得るのかを再チェックしてみましょう。

【セルフチェック STEP1】

あなたの難聴のレベルはどれくらい?

難聴は放置しているとどんどん進行していきます。進行を防ぐため、「聞こえ」をよくするためにも、まず、いま現在の難聴レベルをチェックしましょう。

正常
ほとんど聞こえる

軽度難聴
聞き返しが多い

中等度難聴
大きめの声でないと
聞こえない

高度難聴
耳元で大きな声で
話さないと聞こえない

重度難聴
耳もとでの大きな声も
理解できないときがある

「聞こえ」レベルをチェック!

Q 会話中に相手の話を聞き返すことがある
Q 小声やささやき声が聞き取りにくい

すべて「NO」

↓ ひとつでも「YES」がある

Q テレビやラジオの音量が大きいと注意されたことがある
Q 会話が聞き取れず、あいまいに相づちを打つことがある
Q 自分の後ろでの会話に気づかないことがある

すべて「NO」

↓ ひとつでも「YES」がある

Q 会話中、相手の話が良く聞き取れない
Q 病院や銀行などで名前を呼ばれても、気づかないときがある
Q 大声での会話や、耳元で話してもらわないと聞き取れない

すべて「NO」

↓ ひとつでも「YES」がある

Q 正面から大声で話しかけられても聞こえないときがある
Q 目の前の電話の呼び出し音が聞こえないときがある

すべて「NO」

ひとつでも「YES」がある

【セルフチェック STEP2】

あなたの難聴タイプをチェック！

難聴を引き起こすリスクや病気には、いくつかのタイプがあります。日々の生活習慣や現在の症状から「自分の難聴タイプ」を診断し、現在抱えているリスクや、将来なりやすい耳の病気をチェック！今後の治療や改善に役立てましょう。

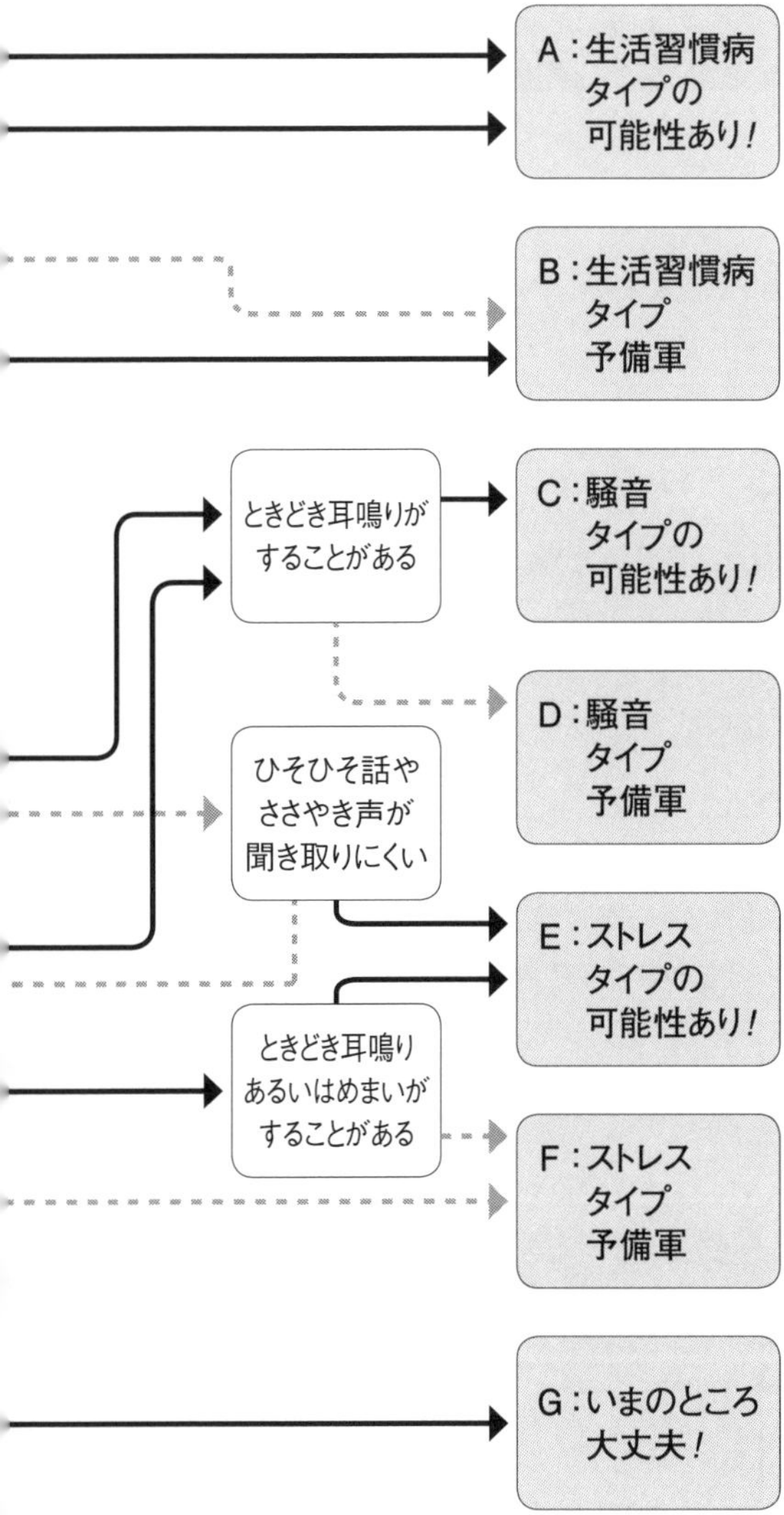

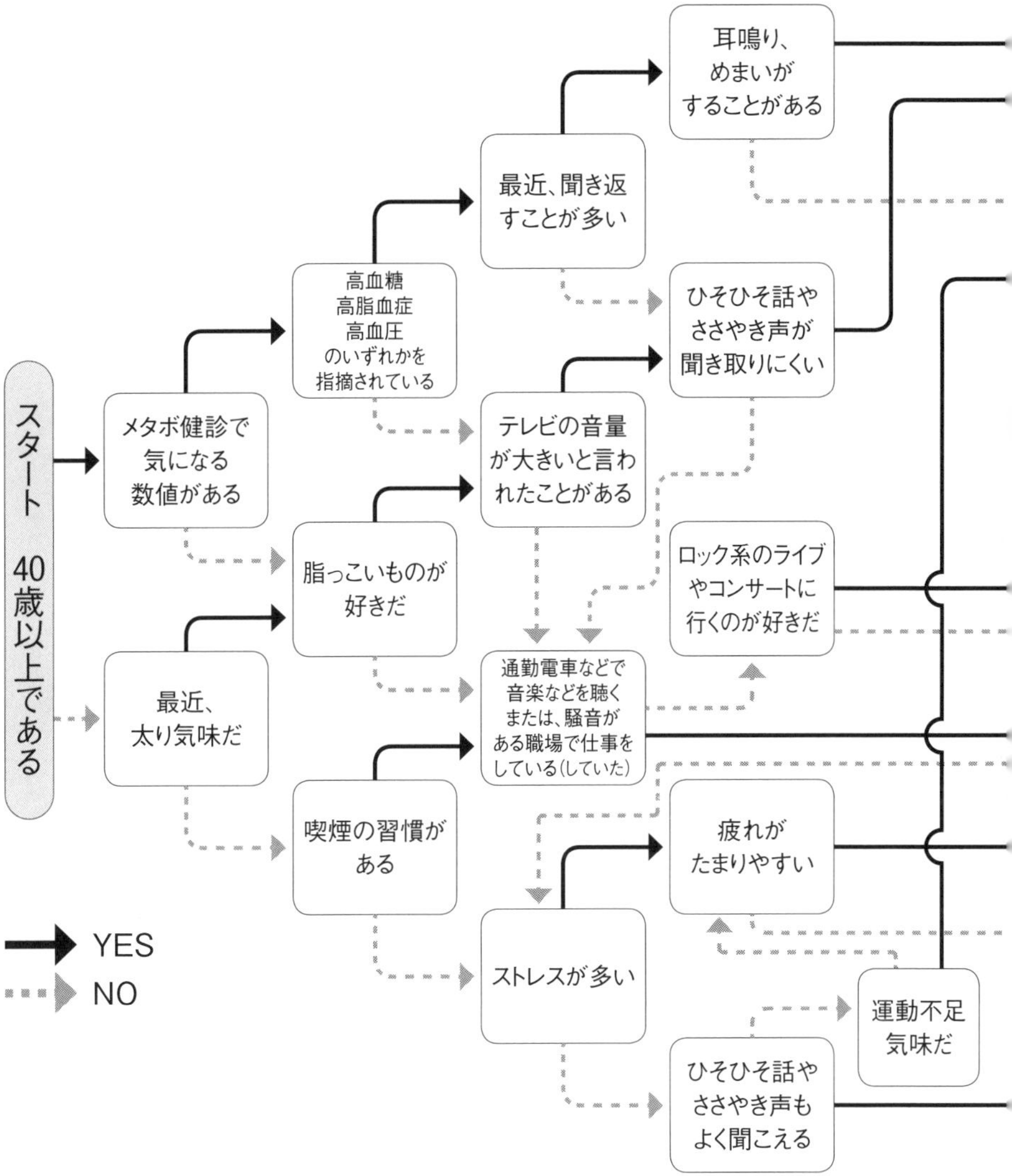
スタート　40歳以上である
メタボ健診で気になる数値がある
最近、太り気味だ
高血糖
高脂血症
高血圧
のいずれかを指摘されている
脂っこいものが好きだ
喫煙の習慣がある
最近、聞き返すことが多い
テレビの音量が大きいと言われたことがある
通勤電車などで音楽などを聴くまたは、騒音がある職場で仕事をしている（していた）
ストレスが多い
耳鳴り、めまいがすることがある
ひそひそ話やささやき声が聞き取りにくい
ロック系のライブやコンサートに行くのが好きだ
疲れがたまりやすい
運動不足気味だ
ひそひそ話やささやき声もよく聞こえる
YES
NO

A：生活習慣病タイプ

すでに、動脈硬化に起因する中等度難聴以上の難聴になっている可能性があります。今後さらに動脈硬化が進むと、難聴の進行速度も加速してしまいますから、糖尿病や高血圧といった生活習慣病の持病のある人はもちろん、メタボリックシンドローム予備群の人も、食事や運動などの生活習慣を改善しつつ、運動療法（67、70頁参照）など「聞こえ」の改善を目指しましょう。

(アドバイス) できれば補聴器の着用をオススメします

【なりやすい病気】

●生活習慣病難聴（糖尿病性難聴）

●突発性難聴

●メニエール病

B：生活習慣病タイプ予備軍

動脈硬化に起因する生活習慣病難聴になりやすいタイプです。食事や運動などの生活習慣を改善して動脈硬化を予防しましょう。

C：騒音タイプ

騒音によって内耳が障害を受け、すでに中等度難聴以上の難聴になっている可能性があります。今後はできるだけ85デシベル以上の騒音を避けるとともに、ノイズや自然の音を聞き流す音楽療法（83頁参照）などで、「聞こえ」の改善を目指しましょう。

(アドバイス) 日頃から耳栓で耳を守りましょう

【なりやすい病気】

●騒音性難聴・ヘッドホン難聴

●急性音響外傷性難聴（ロック難聴）

●突発性難聴

D：騒音タイプ予備軍

騒音性難聴になりやすいタイプです。ヘッドホンなどで音楽を聞く時間が長い人は、ノイズキャンセリング機能付きのヘッドホンに変えるなど、生活習慣を改善しましょう。

E：ストレスタイプ

慢性的な肉体的・精神的ストレスによって、すでに中等度以上の難聴になっている可能性があります。ストレスの軽減につとめるとともに、生活習慣を改善して自律神経やホルモンのバランスをよくするよう心がけましょう。五感を鍛えつつリラックスもできるアロマセラピーや（音量を控えた）音楽鑑賞などもオススメです。

【なりやすい病気】

●急性低音障害型感音難聴（ＡＬＨＬ）

●心因性難聴

●突発性難聴

●メニエール病

F：ストレスタイプ予備軍

ストレスが原因の難聴になりやすいタイプです。耳によい睡眠を心がけるとともに、定期的にストレスと体内時計をリセット（90～92頁参照）するようにしましょう。

G：いまのところ大丈夫

今後も騒音や動脈硬化、過度のストレスに気をつけ、定期的に「聞こえ」のレベルをチェックしていきましょう。

※以上のA～Fに含まれない、感染症などに起因する難聴の代表的疾患はこちら。

【よくある伝音難聴】

●耳垢栓塞《じこうせんそく》

●外耳炎

●外リンパ瘻《ろう》

●耳管開放症

●耳管狭窄症

●耳硬化症

●急性・慢性中耳炎

●滲出性中耳炎

●好酸球性中耳炎

●真珠腫性中耳炎

【その他】

●聴神経腫瘍

2章

聴覚のしくみを知る

——デリケートな耳と健康の関係を理解しよう——

「音」の正体は「振動」である

音は、耳を通して脳で聞いている――

「音」とは何かを知れば、「聞こえ」のしくみがよくわかってきます。

音とは、空気の振動です。振動とは、圧力の変動で起こる波のようなもの。水の中に石を投げ入れると、水面に輪の形をした波紋が広がっていくように、空気の中で圧力の変動が起こると、振動の波が輪のように広がっていきます。

水や空気でなくても、土や金属など、振動が伝わるものさえあれば「音」は伝わってきます。

たとえばバッタの場合、耳は脚についていて、敵が近づいてくる「足音」の振動を、脚で聞いています。

魚には耳がないように見えますが、身体の側面に「側線《そくせん》」と呼ばれる耳がついていて、水の振動を感じることで「音」を聞いています。

私たち人間の耳は、魚のエラが進化したものです。水の中から陸上に上がり、二足歩行へと進化していく中で、風が運んでくる遠くの音を高い位置で聞けるように、どんどん耳が上へ上へと上がってきたと言われています。

さて、バッタや魚は、脚や身体で感じる振動の波を、どんな「音」として認識しているのでしょうか。それはバッタや魚に聞いてみないとわかりませんが、では人間が聞いている音は、人間共通のものでしょうか。

たとえば、飛行機や新幹線の中で気圧が変化したときに「キーン」と耳鳴りがしても、聞こえたと思っているのは自分だけで、他人には聞こえません。こういうときの耳鳴りは、身体の中と外の気圧差が激しくなり、鼓膜《こまく》が内側に押し出されて聞こえる音で、脳が「聞こえた」と認識しているだけ。音とは、もともとそういうもので、たとえ同じ音楽を聞いていても、となりにいる人が自分と同じように聞こえているかはわからないのです。

録音した自分の声を聞いて、「本当にこれが自分の声?」と不思議に思ったことはありませんか?

ふだん私たちが自分の声を聞くときは、空気の振動で伝わってくる音「気導音《きどうおん》」と、声帯の振動が頭蓋骨《ずがいこつ》に伝わる音「骨導音《こつどうおん》」の両方を聞いています。録音された声は「気導音」だけなので違和感を感じますが、他人が聞いているのも、録音された声と同じです。

ちなみに、両手で耳をふさぐと「骨導音」だけが聞こえてくるはずです。

このように、私たちが聞いている音はすべて、耳ではなく脳で聞いた音なのです。

外耳と中耳の役割とは

外耳から入った音は、鼓膜から中耳の骨へと伝えられる――

脳で聞いているのなら、耳はどんな役割をしているのでしょう。

耳は、外耳《がいじ》・中耳《ちゅうじ》・内耳《ないじ》に分けられ、音はまず、外耳の外に見えている部分「耳介《じかい》」で集められます（19ページの図参照）。耳介は人によって大きさも形も違いますから、人によって聞こえ方も違ってきます。

しかし、大きいほどたくさん音を集められるかというと、そうでもありません。パラボラアンテナと同じで、どちらに向かって広がっているかが問題です。より前向きで、より上向きなほうがたくさんの音を集められ、そのぶん「聞こえ」もよくなります。

試しに、耳の後ろに手のひらをあててみてください。ただそれだけで聞こえがよくなるはずです。

この耳介で集められた音は、外耳道《がいじどう》という細長い筒状の道を通って鼓膜《こまく》へと導かれていきます。本来、空気の振動の波＝音波は、好き勝手にバラバラの方向を向いているのですが、外耳道の長さは約2・5センチほどあり、ここを通ることによってきれいに整えられた状態で鼓膜に届きます。

また、外耳道にはラッパ管のように音を増幅させるはたらきもあり、ここだけで約15デシベル増幅されます。耳垢が詰まっていたり、耳かきで傷つけたりすると、聞こえに影響しますから十分注意しましょう。

よく「鼓膜が破れる」と言いますが、鼓膜は直径約10ミリで、厚さ約0・1ミリと確かに極薄。ただし、太鼓の皮のようにピーンと張っているわけではなく、スピーカーのコーンのような円すい形です。

生物はそれぞれ聞くことができる音の周波数帯が異なり、犬は15～5万ヘルツ、猫は30～6・5万ヘルツ、イルカは100～20万ヘルツ、私たち人間は20～2万ヘルツの音だけを聞くことができます。これは、私たちの鼓膜が1秒間に約2～20万回振動する能力をもっているからなのです。

さて、鼓膜の向こう側は中耳です。ここには耳小骨《じしょうこつ》と呼ばれる3つの小さな骨、ツチ骨・キヌタ骨・アブミ骨が次々と連なっています（次ページ図参照）。これらは、中耳に近づくほど小さい骨になっていきますが、そのうちのアブミ骨は人体最小の骨と言われています。こうして大きな骨から小さな骨へと振動を伝えることで、振動エネルギーを効率よく増幅することができます。

では、どれくらい増幅されたかというと、外耳道で増幅されたぶんと合わせて約40デシベル。音の大きさは、音の強さが20デシベル増えると10倍、40デシベル増えると１００倍、60デシベル増えると１０００倍になりますから、この場合、耳介で集めた音が外耳と中耳だけで１００倍の大きさになったことになります。

耳小骨のしくみ

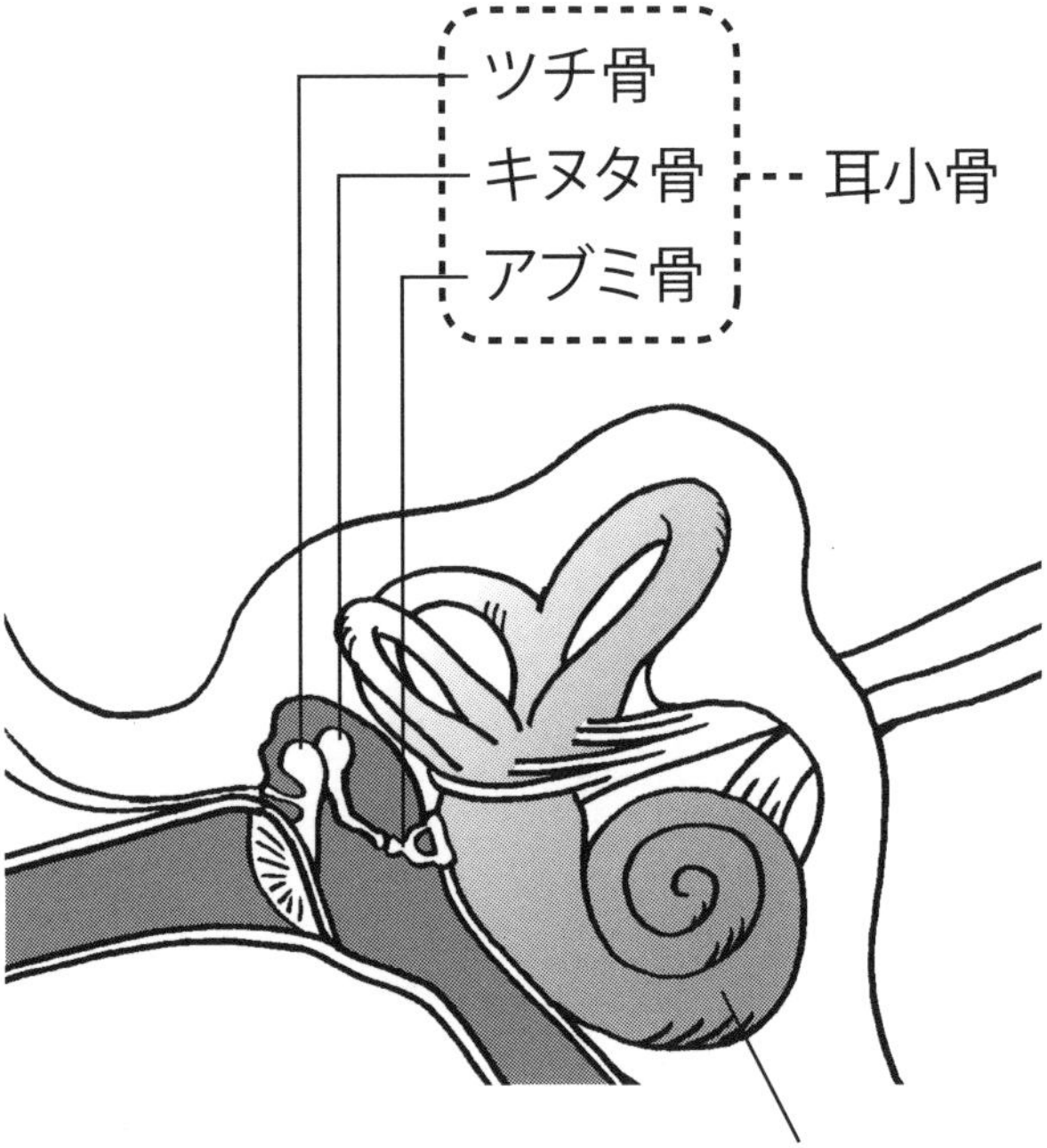

内耳の蝸牛の役割とは

音の振動は、蝸牛で水の震動へと変化する――

中耳からさらに奥に進んで内耳に入ると、いよいよここからが、音を感知する部分です。

内耳には、蝸牛《かぎゅう》と呼ばれる渦巻き状のかたつむりの形の器官があり、その中はリンパ液で満たされています。これはいわば、耳の中の海。

すでにお話ししたように、私たちの耳は、魚のエラが進化したものだと考えられています。魚だったときは水の振動音を聞いていましたが、陸に上がると水がないので、何の音も聞こえてきません。

そこで、不要になったエラを進化させ、空気の振動を感じるための耳をつくったというわけです。

しかし、もともと海の中で生きてきたためか、ちょっと変わった耳になりました。空気の振動を再び水の振動に換えるための海を、耳の中につくってしまったのです。これが、蝸牛の中のリンパ液の海です。

貝殻を耳にあてると、海の波音のようなザーザーという音が聞こえますよね。じつはこれ、海は海でも内耳の蝸牛にある海の音なのです。

この蝸牛の海には、**有毛細胞**《ゆうもう》と呼ばれる毛が生えた細胞がギッシリと並んでおり、中耳のアブミ骨から伝わった振動が伝わると、まるでダンスを踊るようにピョコピョコと踊り始めます。このとき電気信号が発生し、その信号が聴神経から脳に届いて初めて、私たちは「音が聞こえた」と認識するというわけです。

それにしても、いったいなぜ、いったん空気の振動が聞こえる耳をつくったのに、また水の振動に変換するという面倒なシステムをつくってしまったのでしょう。

外耳と中耳で増幅され、100倍の大きさになった音は、空気の振動から水の振動に変換されることで、100分の1に減衰《げんすい》し、元の大きさに戻ります。そのおかげで、外界から入ってきた音と、脳で感じる音を同じ大きさ・強さで聞くことができます。

赤ちゃんがこの世に生まれてオギャーと泣くのは、最初の第一声だけは肺に初めて空気が入ったことで自動的に発せられる声ですが、その後もオギャーオギャーと泣くのは、初めて空気の振動によるクリアで大きな音を聞き、ビックリして泣いているのではないかという説もあります。

しかし、もし、蝸牛の海で音量が100分の1に減衰していなかったら、生まれた途端に難聴になってしまうかもしれません。

蝸牛の海は、耳を守る海なのかもしれません。

不摂生な生活をすると、耳の中で〝脱毛〟が始まる

デリケートで傷みやすい有毛細胞――

さて、ここでもう少し、有毛細胞についてご説明しておきましょう。

空気の振動である「音」は、外耳の耳介で集められ、中耳から内耳へと伝わって、蝸牛の海の中にある有毛細胞で電気信号に変換され、聴神経を通して脳に伝わります。

このしくみの中のどの部分が障害を受けても、難聴や耳鳴りなど、耳のトラブルの原因になりますが、**現代人に多い難聴の原因を探るうえでもっとも重要なポイントとなるのが、内耳の有毛細胞**です。

有毛細胞は、その名の通り、ひとつひとつの細胞からそれぞれ数十本ずつ、うぶ毛のような毛が生えている細胞です。

普通のうぶ毛と違うのは、振動で揺れるだけでなく、自ら伸びたり縮んだりしてまるでピョンピョン跳ねるように激しく踊るという点でしょう。

その振動スピードは、1秒間に最高で2万回。そのため、人体の中でも、もっとも代謝の激しい、消耗しやすい細胞といえます。

渦巻きのような形をした蝸牛の内壁には、この〝毛〟が150万本もビッシリと整列し

ており、高い周波数の音は蝸牛の入り口付近の有毛細胞、低い周波数の音ほど蝸牛の奥にある有毛細胞というように、蝸牛のどのあたりに位置するかによって、それぞれ担当する周波数が決まっています。

高い周波数担当の有毛細胞ほど高速で激しくダンスを踊り、酸素やエネルギーをより多く消費しているので、**動脈硬化などの血管障害で血流が悪くなったとき、いちばん最初に酸素不足・エネルギー不足に陥り、休眠状態に陥ったり、毛が抜け落ちて死んでしまうの**も、高い周波数担当の有毛細胞です。

動脈硬化が進むにつれ、高い音から聞こえなくなっていくのは、そのためなのです。

また、とても興味深いことに、外有毛細胞は音にメリハリをつけるはたらきもしています。

自然界には、大小・高低のさまざまな音が存在していますから、それらをいちいち全部脳に伝えていたら、脳も疲れ果ててしまいます。そこで、大事な音＝ピークの音だけを増幅し、ほかは抑制することでメリハリをつけ、複雑な音をみごとに単純化しています。

騒々しい街中で人の声だけを聞き分けたり、パーティ会場で大勢の声の中からたったひとりの気になる人の声だけを聞き分けることができるのも、脳が大事な音だけを選択しやすいよう有毛細胞がメリハリをつけてくれているおかげなのです。

有毛細胞のしくみ

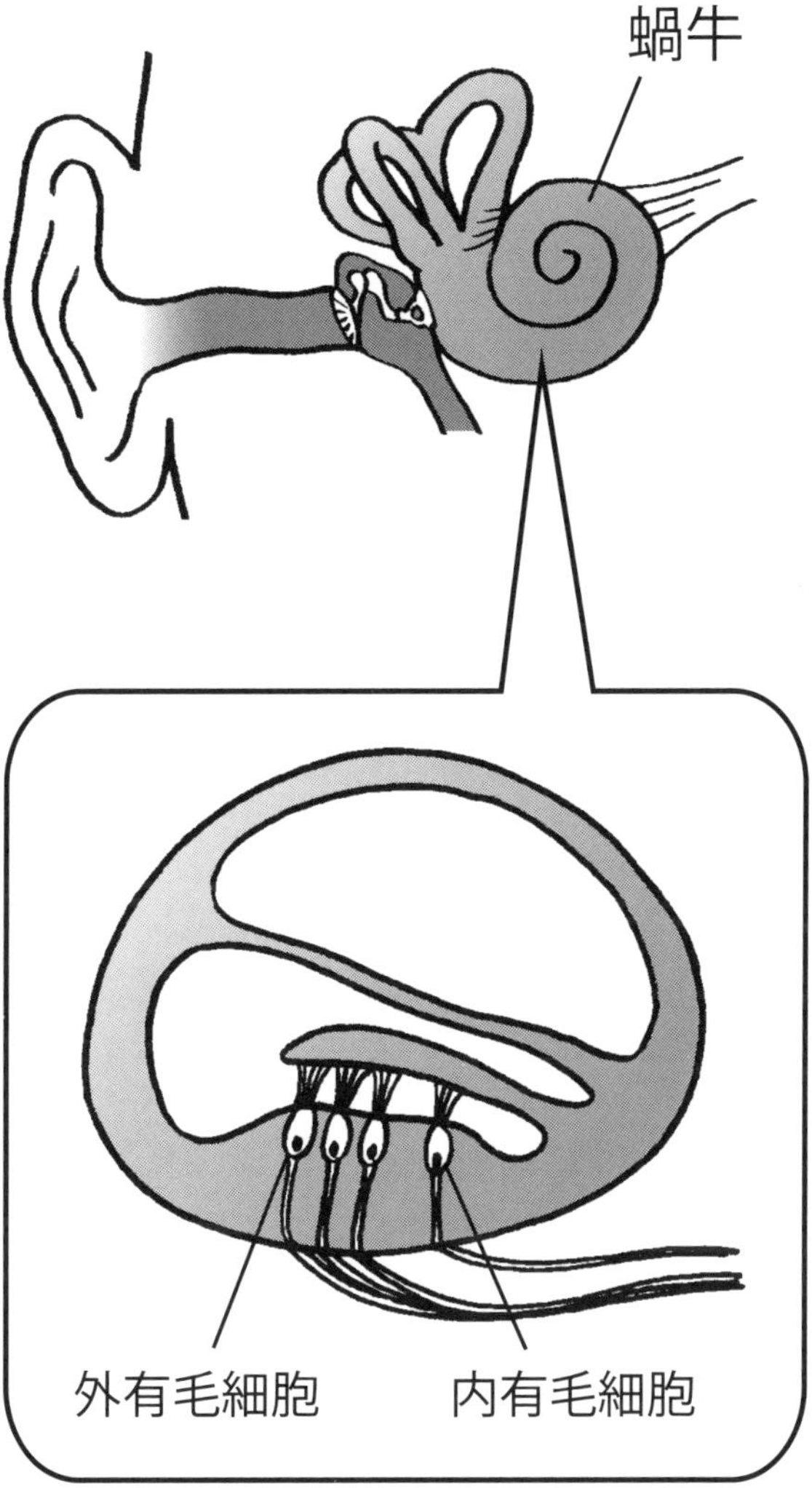

※有毛細胞にも2種類あり、蝸牛の内壁には約1万2000個の「外有毛細胞」が3列、約3500個の「内有毛細胞」が1列、ぎっしりと並んでいます。自ら激しくダンスを踊るのは外有毛細胞だけ。発生した電気信号を感知して脳に送るのは内有毛細胞の仕事です。

音は脳で「意味のある言葉」になる

耳の不調は、なぜ脳や心の不調につながりやすいのか――

私たちは音を「耳」で聞いているのではなく、「脳」で聞いているわけですが、音がただ脳に届くだけでは、音を「意味のある言葉」や「音楽」として認識することはできません。

内耳の蝸牛で発生した音の電気信号は、聴神経や脳幹《のうかん》を経て脳内に入ると、大脳の中心にある「視床《ししょう》」に送られます。

視床は、視覚・嗅覚・体性《たいせい》感覚（触覚など皮膚やその深部で感じる感覚）・聴覚など、感知したあらゆる感覚情報が必ず通る玄関のようなところです。ここでさまざまな情報がいったん渾然一体《こんぜんいったい》となるため、たとえ、聴覚が衰えてきても視覚情報で不足する情報を補ったり、音が聞こえなくても背後から人が近づいてくる気配に気づくといった、いっけん超能力のような力を発揮することができます。

ただ単純に耳で聞いていると思っていても、目でも聞き、鼻でも聞き、肌でも聞いているというわけです。

この視床を通過した音の電気信号は、ここからふたつの経路に分かれていきます。

ひとつは音を「意味のある言葉（言語）」として認識するための経路で、もうひとつは

言語系ルートと感情系ルート

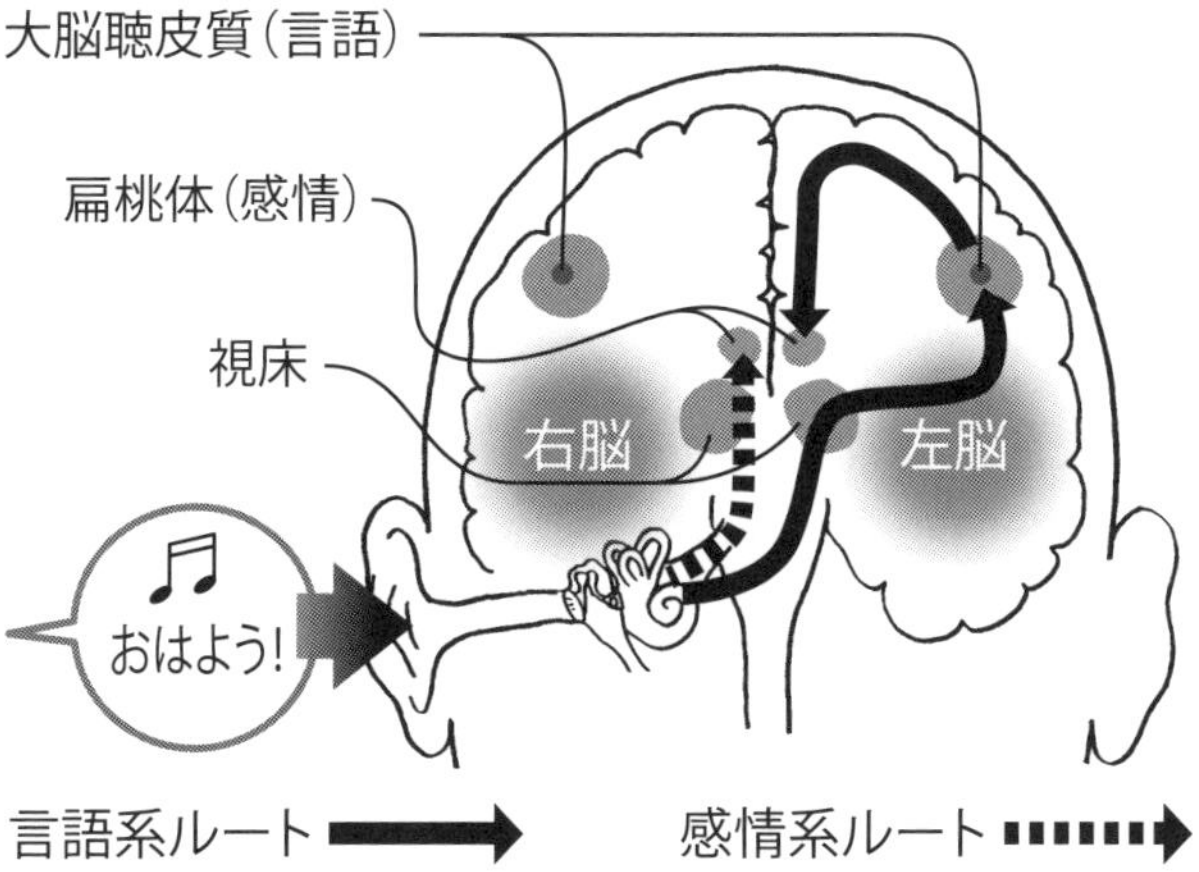

「心地よい音」「嫌な音」というように、直感的・情緒的に感じ取るための経路です。ここでは前者を「言語系ルート」、後者を「感情系ルート」と呼ぶことにしましょう。

人が人たる所以《ゆえん》は、言語系ルートが発達していて感情系ルートよりも多少優位にはたらくところです。

言語系ルートに進んだ音の電気信号は、大脳の「一次聴覚野」や情動を司る「扁桃体《へんとうたい》」、記憶を司る「海馬《かいば》」を通って「言語野」というエリアにたどりつきます。聞こえが悪くなっても、記憶や経験で補いながら会話ができるのは、こうして脳のさまざまな部分が連携しているおかげです。

また、「音は聞こえているけれど、何を言っているのかわからない」といった耳のトラブルは、何らかの原因でこの言語系ルートに障害が発生して起こる症状です。

一方、感情系ルートに進んだ電気信号は、「一次聴覚野」を通らずにいきなり「扁桃体」に到達します。

最近の研究では、加齢にともなって聞こえが悪くなってくると、この感情系ルートが過剰にはたらくようになるのではないかと考えられるようになってきました。

騒音や動脈硬化によって難聴になり、大脳への刺激が減少すると、本来なら言語系ルートを通ってきちんと整理されてから扁桃体に入るはずの情報が、整理されていない「意味不明な信号」としてダイレクトに扁桃体に入るようになり、感情でしか音に反応できなくなってしまいます。すると、**認知症やうつなどが起こりやすくなってきます。**

言葉の文意はわかるけれども、言外の意味がくみとれない「ＡＰＤ」という障害は、言語野に隣接する角回《かくかい》と呼ばれる皮質のはたらきによるとも言われています。

また、自律神経やホルモンのバランスが乱れ、**不眠やだるさ、慢性的な疲労感、集中力の低下など、原因がはっきりしない不調に悩まされる**ようになる可能性もあります。

このように、耳の不調は脳の不調や心身のさまざまな不調につながっていきます。だからこそ、そうならないよう、予防と対策を怠らないようにすることが大切なのです。

3章

耳をよくする習慣・悪くする習慣

最新医学が明かした、耳の意外な特性とは――

聞こえを悪くする音とは

要注意の85デシベルとは、どの程度の大きさなのか——

加齢にともなう難聴の2大原因「騒音」と「動脈硬化」は、どちらもその気になりさえすれば、いますぐにでも予防と対策をスタートさせられます。その第1歩として、まず耳に悪い音を生活の中からできるだけ排除していきましょう。

耳に悪いのは「85デシベル以上の音を継続的・断続的に繰り返し聞く」ということです。ヘッドホンやイヤホンで大音量で音楽を聞くことの危険性はすでにお話ししましたが、危険な騒音は日常生活のあらゆるところに存在します。

中高年に意外と多いのが、**パチンコ店やマージャン店、カラオケ店**などで難聴を悪化させるケースです。これらの場所は軽く90デシベルを超えているケースが多いので注意しましょう。

テレビの音も、見逃しがちな騒音のひとつです。

テレビは小さめの音量に調節している場合で約60デシベルですが、テレビとの距離が近ければ、音も強く大きくなってしまいます。

難聴が進んで無意識に音量を上げ続けている高齢者の場合、85デシベル以上に上げてい

さまざまな音の大きさ

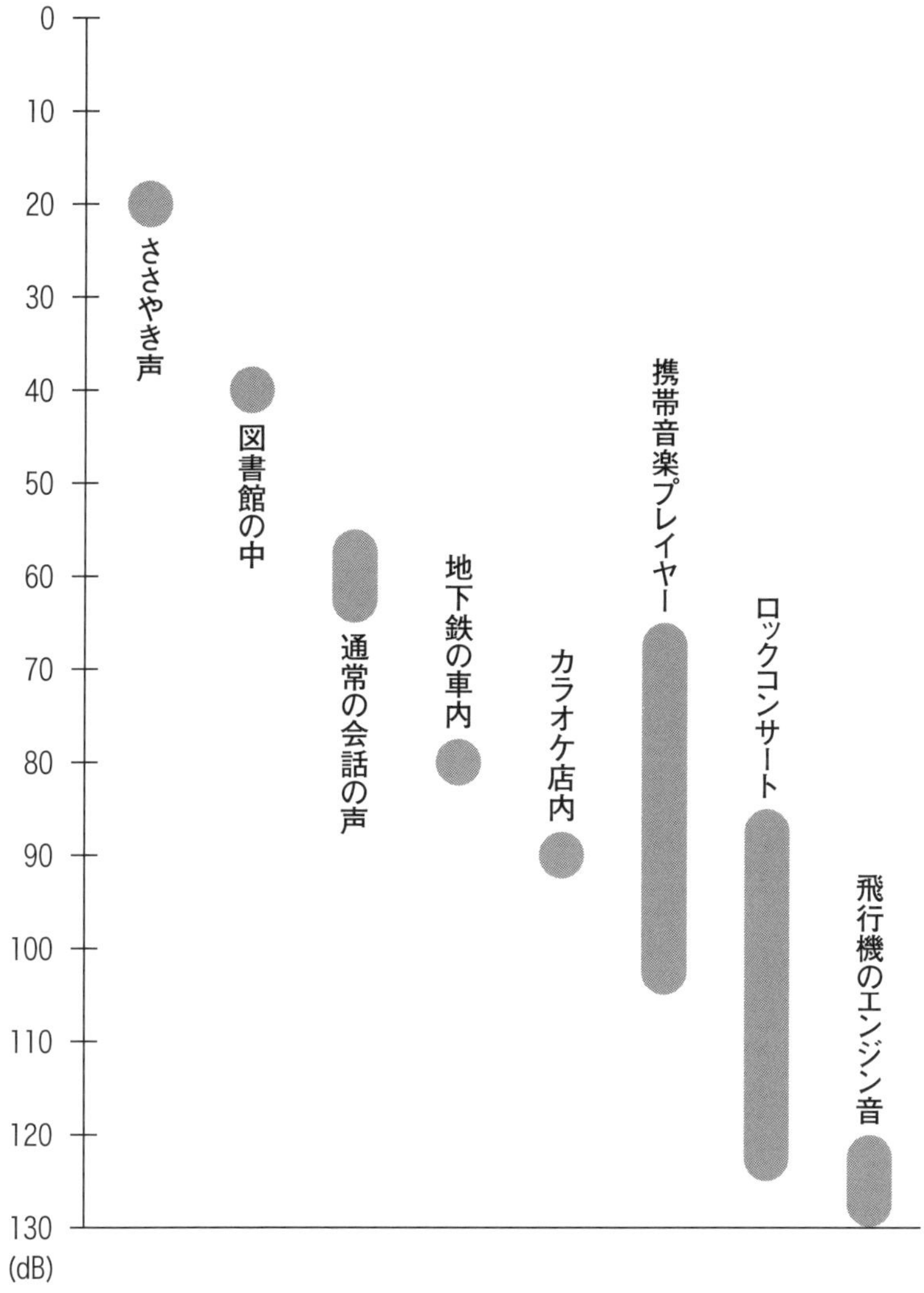
0
10
20
30
40
50
60
70
80
90
100
110
120
130
(dB)
ささやき声
図書館の中
通常の会話の声
地下鉄の車内
カラオケ店内
携帯音楽プレイヤー
ロックコンサート
飛行機のエンジン音

るケースも少なくありません。多少聞きづらくても、耳を鍛えるつもりで音量を上げずに聞き取る努力をするようにしましょう。

また、意外かもしれませんが、最近は騒音の多い都会より、むしろ地方で難聴者が増えています。

これは、地方の人のほうが圧倒的に車に依存した生活を送っており、**車の騒音と運動不足による動脈硬化のダブルリスク**が要因のひとつではないかと考えられています。

たとえ会社までは車を利用するしかないとしても、せめて社内ではエレベーターではなく階段を使うなど、運動量を増やすように心がけましょう。

もうひとつ、ぜひお願いしたいのは、子どもたちを騒音から守るということです。

子どもは大人より音に対する感受性が強く、難聴も進行しやすいですから、大人が騒音から守ってあげることが大切です。子どもと一緒に出かけるときは、騒音の多い場所はできるだけ避けましょう。

最近は、スマホのアプリなどにも無料の騒音チェッカーがありますから、気になる騒音レベルをチェックして、騒音を避ける習慣を身につけてみてはいかがでしょう。

「耳栓ウォーキング」で耳の聞こえはよくなる

緊張したアブミ骨筋をゆるめると、聴力がアップ――

騒音を避けるもっとも簡単な方法は、耳栓をつけるということです。それも、ただ耳栓をつけるだけでなく、耳栓をつけて歩く「耳栓ウォーキング」がオススメです。

私自身も実行しているのですが、「耳栓ウォーキング」には、中耳にあるアブミ骨筋を鍛えるはたらきがあります。

アブミ骨筋は、中耳にあるアブミ骨にくっついていて、アブミ骨に過剰な音の振動が伝わってくると、キュッキュッと収縮してアブミ骨の振動を抑えるブレーキとしてはたらきます。

ところが、**運動不足などで血流が悪くなっていたり、慢性的なストレスを抱えていたりしていると、アブミ骨筋が緊張したまま凝り固まってしまい、**ブレーキの役割を果たせなくなってしまいます。しかし、身体の筋肉ならストレッチでゆるめることができますが、アブミ骨筋は心臓の筋肉と同じで自分の意志では動かすことができません。

そこで、「耳栓ウォーキング」です。

耳栓をつけて歩くと、ふだんは無意識に無視している自分自身のズッズッという足音が骨伝導で伝わってきます。すると、脳から「足音を無視しろ！」という指令が出て、アブミ骨筋がキュッキュッとリズミカルに動くことが期待できます。

「耳栓ウォーキング」を10分以上行なうと、アブミ骨筋の凝りがほぐせるだけでなく、耳がスッキリして聞こえがよくなったような感覚も味わえるはずです。

ただし、あまりにしっかり耳栓をしてしまうと、車の音も気づかなくなって危険なので、軽く入れる、もしくは綿球の耳栓にする、あるいは公園などにある歩行者専用の道でウォーキングするようにしましょう。

通常の会話は聞こえますが、エアコンの機械音といったノイズだけを消す便利な「ノイズキャンセル耳栓」を使用してもいいでしょう。

また、ノイズキャンセル機能付きのヘッドホンやイヤホンなら、音楽を聞きながら歩くというのも、よい方法でしょう。

どちらも**耳鳴り解消や脳の活性化、認知症予防などにも効果的**なので、ぜひ試してみてください。

ノイズキャンセル機能付きのヘッドホンやイヤホンは、まわりの騒音だけを消してくれますから、電車内や街中の騒音の中でも、音量を上げずに音楽を楽しむことができます。ヘッドホン難聴予防策としてもぜひ活用しましょう。

座りっぱなしの生活が、難聴をつくる

——血流の滞りが、蝸牛や有毛細胞にダメージをあたえる——

運動不足が身体によくないのは当然ですが、それよりもっと悪いのが「座りっぱなしの生活」です。

とくに、パソコン作業やデスクワークで毎日長時間座りっぱなしの生活をしている人は、頭痛や首・肩の凝り、腰痛などに悩まされていませんか？

座りっぱなしの生活は、肥満や動脈硬化などのメタボリックシンドロームの原因になるだけでなく、自律神経やホルモンバランスの乱れを招き、凝りや痛み、だるさや慢性疲労、不眠といった不調の原因になっていきます。また、最近ではうつなどの精神疾患や認知症などのリスクを高めることもわかってきました。

もちろん、耳にとってもよくないことばかりです。

そもそも、座りっぱなしの生活は、難聴の2大原因のひとつである動脈硬化を招きます。

また、座りっぱなしだと、下半身からリンパ液をポンプアップして全身を循環させるのが難しくなり、身体がむくみやすくなっていきます。すると、**音を感知する内耳の蝸牛を満たしているリンパ液の質が低下したり、蝸牛そのものがむくみやすくなったりして、突**

発性難聴やメニエール病、急性低音障害型感音難聴（ＡＬＨＬ）などを引き起こしやすくなります。

座りっぱなしの生活をしている人は、せめて1時間に1回は立ち上がって軽く運動したり、ストレッチをするよう心がけましょう。軽い運動やストレッチには、全身の血液やリンパ液の流れを促進するだけでなく、副交感神経のはたらきを活発にして身体をリラックスさせる効果があります。

また、座りっぱなしの生活をしていると、どうしても猫背になりやすくなります。すると、肺が圧迫されて浅い呼吸しかできず、酸素不足で蝸牛の有毛細胞が思う存分踊ることができなくなります。

そこで、同じ座りっぱなしでも、姿勢を正して座る習慣を身につけましょう。パソコン作業をする人は、目線が下がると猫背になりやすくなります。ディスプレイを台の上にのせるなど、目線がまっすぐになるよう工夫しましょう。

そして、やはりできるだけ歩くことです。スキーのストックのようなウォーキングストックを使って行なうノルディックウォークなら、普通のウォーキングよりも、動脈硬化予防の効果が30％以上も上がります。

野菜中心の食生活で難聴になる？

たんぱく質、亜鉛、鉄、ビタミンB_{12}の不足に要注意――

最近、とても気になっていることのひとつが、「野菜中心の生活をしています」という人のあまりにも多いことです。いっけん、とても健康によさそうな気がしますが、ただひたすら野菜でおなかをいっぱいにするという食べ方をしている人がとても多く、これではたんぱく質や脂質など、身体の健康に欠かせない基本的な栄養が不足してしまいます。

たとえば、たんぱく質は筋肉や内臓、皮膚など、私たちの身体のすべての細胞の構成成分ですから、不足すると身体の機能を維持できず、ホルモンも正常に分泌されなくなってしまいます。また、難聴の大敵である動脈硬化は、活性酸素による酸化ストレスが大きな原因のひとつで、活性酸素の除去に欠かせない抗酸化酵素もたんぱく質でできています。

もちろん、野菜にも抗酸化物質は豊富に含まれていますが、これらはあくまでも抗酸化酵素のサポーターにすぎません。活性酸素をやっつける主役は、あくまでも体内でつくられる抗酸化酵素です。何より、たんぱく質不足は免疫力の低下を招きます。

食事で重要なのは、バランスよく栄養をとることです。「野菜中心」の食生活にこだわり過ぎて、逆に身体の不調や老化を招いてしまわないようにしましょう。身体に必要な栄養をバランスよくとっていれば、「特別に耳によい栄養を」と考える必要はありません。

ただ、現代人の食生活は**亜鉛、鉄といったミネラルが不足しがちで、これらは耳にとっても非常に重要な栄養素**です。

たとえば、内耳の蝸牛は全身の中でも亜鉛の蓄積量が非常に多い器官で、**亜鉛不足が聴力に影響をおよぼす**ことがわかっています。

また、**鉄とたんぱく質が不足すると、全身に酸素を運ぶ血液中の赤い色素・ヘモグロビンがつくれなくなり、耳の細胞にも十分な酸素を届けることができません。**

健康のためと肉を避ける人も多いのですが、肉には亜鉛も鉄も豊富に含まれていますから、肉もしっかり食べるようにしましょう。とくに赤身の肉には亜鉛や鉄のほか、**耳鳴りや難聴をもつ人の約50%が不足しているといわれるビタミンB_{12}**も豊富に含まれています。赤身なら脂肪の摂り過ぎで動脈硬化を招く心配もありません。

地ものの野菜と異なり、ハウスものの野菜には、大地のエネルギーである亜鉛、鉄といったミネラルが不足しています。また、震災以降は、魚介類をまるごと食べるのを控える人が増えてしまいました。その結果、食の安全にこだわる人ほど、意外な落とし穴にはまってしまっているようです。

水分の不足がめまいや耳鳴りの原因になる！

蝸牛内のリンパ液や有毛細胞に悪影響が……

難聴や耳鳴りを招く要因のひとつに、「脱水」があります。

誤解されやすいのですが、脱水は単なる水分不足ではなく、「体液が不足した状態」のことです。

体液にはナトリウムやカリウムなど、電気を通すミネラル＝電解質が含まれているため、脱水状態になると、血液がドロドロになって血流障害を招いたり、リンパの流れが悪くなってむくんでしまうだけでなく、神経の伝達や筋肉の収縮もうまくいかなくなってきます。

では、どういうときに脱水になるのでしょう？

大量の汗をかいたときや、水分摂取量が足りないときだけではありません。電解質不足も、脱水になる原因のひとつです。ただし、電解質は量そのものよりバランスが大切です。

そのため、ダイエット中で栄養が偏《かたよ》っているときや、仕事が忙しくて満足な食事がとれないとき、体調不良で食欲がないときなどは、自分でも気づかないうちに「電解質不足」に陥っている場合があります。

また、塩分（ナトリウム）不足も問題ですが、塩分の摂り過ぎも大問題です。塩分濃度を薄めるために体液の水分が奪われてしまい、むくみと水分不足を招くからです。

このように、脱水はいつ、誰に起こっても不思議ではありません。とくに多忙な人、生活が不規則な人は、「隠れ脱水」になりやすく、それがきっかけで難聴やめまいや耳鳴りを発症するケースも多くなっています。

体内の水分量は加齢とともに減少していきますから、中高年以降は、さらに「隠れ脱水」になりやすいと言えるでしょう。

脱水状態になると、血液がドロドロになって血流障害や動脈硬化の原因になるだけでなく、リンパの流れが悪くなって、身体がむくみやすくなっていきます。

また、電解質（ミネラル）は神経の伝達に不可欠ですから、電解質不足による脱水は、運動能力の低下、頭痛や疲労感、めまいや耳鳴りのほか、気分の落ち込みやイライラを招くこともあります。こうした血流の低下は、脳のはたらきが耳の機能にもエラーを起こしやすくしてしまいます。とくに耳鳴りは脱水の初期症状のことも少なくありませんから、耳鳴りがしたら、すぐ水分補給することが大切です。

脱水を防ぐには、水分や電解質を上手に摂るだけでなく、生活習慣にもいくつかのポイントがあります。自分にあった方法を見つけて、上手に脱水予防していきましょう。

【脱水予防のポイント】

①無理をせず、リラックスタイムをつくる

ハードワークやストレスで緊張状態が続くと、交感神経と副交感神経のオン・オフがうまくいかなくなり、水分や栄養の吸収や代謝が低下してしまいます。やるときはやる、休むときは休むというメリハリのある生活が、自律神経を整えてくれます。

②3度の食事でしっかり水分を摂る

水分はミネラルたっぷりの食事と一緒に摂ると効率よく吸収されます。新鮮な旬の食材には水分が多く含まれ、ミネラルもバランスよく含まれています。できるだけ加工食品は避け、旬の食べ物を食べましょう。パンや麺類はお米のご飯に比べて水分が少ないので、主食はできるだけお米のご飯を。スープや味噌汁などの汁物も添えましょう。

③こまめに水分摂取

のどが渇いたときは、すでに脱水が始まっています。のどの渇きを自覚する前にこまめに水分を摂りましょう。

④カフェインとアルコールの摂り過ぎに注意

カフェインとアルコールは利尿作用があります。過剰な摂取は避けましょう。

48 時間、音を聞かないと難聴になる?!
静寂すぎる環境は耳にも脳にもよくない――

無響室《むきょうしつ》というものをご存じですか?

同じスピーカーで同じ音楽を聞いても、壁や天井、床の素材によって、響き方がまったく違います。そのため、音響機器の試験や測定をするときは、壁面等の反射音の影響を受けずに、音源から放射された音だけを観測できる環境でなければなりません。

そこで、室外の音や振動を完全に遮断《しゃだん》し、壁・天井・床のすべてを厚い吸収材で覆ってつくられた「音がまったく響かない部屋」を、無響室といいます。

この部屋では、声を出してもまったく響きません。自分の血流の音や胃腸の音がうるさいほどハッキリ聞こえ、数分もしないうちに耳鳴りが始まり、人によっては自律神経もおかしくなって気分が悪くなったり、不安な気持ちになってきます。

日常空間でも、静かな部屋にいると耳鳴りがすることはありますが、こんなふうに気分が悪くなることは、まずありません。

どうしてだと思いますか?

自然界には完全な無音空間は存在しません。たとえ静かなようでも、屋外では風や木々のざわめく音がしますし、室内でも常にどこかで雑音が発生しています。

人間にとっては「音がある」ことが自然なことなのです。無響室のような無音の世界では、むしろストレスを感じます。そのため、無響室のような無音環境は、脳にとってストレスでしかなく、さまざまな誤作動を起こし、気分が悪くなったり、不安な気持ちになるわけです。静か過ぎると落ち着かない、テレビをつけていたほうが安心するといった心理も、このためなのです。

「静かな環境のほうが耳によい」「静かな環境だと耳が研《と》ぎ澄まされる」というのも事実ですが、**音を感知する有毛細胞は、48時間まったく無音だと、自ら代謝をやめて機能を停止します**。すると、**音を脳に伝える電気信号が発生しなくなり、耳は休眠状態になってしまうことが動物実験で明らかになっています**。

「適度な雑音＝環境音」は、人間にとって必要なものと言えるでしょう。

実際、静か過ぎる環境では脳が集中できないことが、さまざまな研究で明らかになっています。仕事や勉強も、むしろ適度な雑音があったほうがはかどります。

ただし、集中力を高めたければ、好きな音楽や不快な雑音ではダメで、「意味のない雑音」でなければいけません。最近、カフェで勉強する受験生が増えていますが、静か過ぎず、うるさい親のいないカフェは、受験生にとって最高の〝雑音環境〟と言えるのでしょう。

耳によい室内環境をつくろう

――ついテレビのボリュームを上げてしまわないための工夫――

気づかないうちにテレビの音量を上げている、というのは、もしかして難聴のせいだけではないかもしれません。

考えられる理由はふたつあります。

ひとつは、家族がまわりでおしゃべりをしているかどうか、ということです。

通常、テレビの音は40～60デシベルで、人が会話する声とほぼ同じレベルです。快適にテレビを楽しむには、まわりより大きな音でなければ聞き取りにくいので、家族が声を小さくしてくれない限り、テレビの音量を上げざるを得ないでしょう。

もうひとつは、部屋のつくりの問題です。

最近は、テレビのスピーカーが独立しているステレオタイプのものもありますが、基本的に、テレビの音はまっすぐ前方に向かって響きます。ところが実際に私たちが聞いているのは、テレビの音が床や壁に反響して発生する反響音と、テレビ本体から聞こえてくる音がミックスされた音です。

このとき、共鳴音が邪魔になって本来のよい音や小さな声のセリフが聞き取りにくいと、さらに音量を上げてしまうというわけです。

昔と違って、いまは畳の部屋がない家が多く、リビングはたいていフローリングですから、ことさら響いている可能性があります。

コンクリート打ちっ放しの壁や、全面ガラス張りの窓など、現代的な建築の部屋ほど、共鳴が大きいと言えるでしょう。

そんなときは、テレビの前にラグを敷いておくだけでも、かなり共鳴音を防げます。

大きな壁には吸音性の高いクロスを貼るとよいのですが、無理ならタペストリーをかけてみましょう。

もちろん、窓にはカーテンを。遮音《しゃおん》カーテンなどがよいでしょう。

問題は天井です。高さが2メートル60センチ以上あれば、人間との身長差の関係で残響が響きにくいと言われていますが、通常の住宅やマンションの場合、天井の高さは約210～240センチくらいです。とはいえ、引っ越すわけにもいきませんよね。

そこでオススメなのが、天蓋《てんがい》ベッドのように、天井に布をゆったりとたるませてピンで留める方法です。天井にピッタリ貼り付けるより吸音性が高くなり、センス次第でおしゃれなインテリアになるかもしれません。

布ではなく、和紙を使うのもおすすめです。和紙は優れた強度をもつだけでなく、非常に優れた吸音性をもっています。

そもそも、日本人は昔から、木・土・紙・草（畳のい草）で住宅をつくり、快適な湿度や温度を保つとともに、反響や残響の少ない静寂で落ち着いた空間をつくって暮らしてきました。

現代の住宅は、集合住宅も戸建ても密閉性・遮音性が高いものの、室内の音響まで考えられたものはなかなかありません。住宅展示場で最新の家を見ても、スリッパの音がパタパタと大きく響くのが気になります。

これから家を購入する予定のある方は、テレビの音量の問題だけでなく、耳によい静かで落ち着いた環境をつくるためにも、ぜひ音響にも配慮した家を選択あるいは設計されるようおすすめします。

絨毯《じゅうたん》やカーテンを工夫したり、テーブルにクロスやランチョンマットを敷くだけでも、家族の会話が優しく響くようになります。

不規則にゆらぐ自然の音を聞こう！

科学的に実証された「1／fゆらぎ」の効果

人間には適度な雑音＝環境音が必要というお話をしましたが、では、私たちにとってもっとも理想的な雑音とは、どんなものでしょう？

「1／fゆらぎ」という言葉を聞いたことはありませんか？

風の音、川のせせらぎ、波の音、虫の声、そして心臓の音などのような自然界の音は、大きくなったり小さくなったり、強くなったり弱くなったりする、規則正しさと不規則さが混じり合った、「1／fゆらぎ」と呼ばれるゆらぎのパターンをもっています。

この不思議なゆらぎのパターンこそが、私たちが心地いいと感じる癒《い》やしの源と言ってもいいでしょう。

それに比べ、現代人の生活の中にある音といったら、規則正しくパターン化された音がほとんどです。

ピピピッピピピッという目覚まし時計の音で目覚め、会社ではコピーやファクシミリのウィーンウィーンという音を聞き続け、ノートパソコンのジーッという音を聞き流しながら仕事をする日々。家でも、冷蔵庫やエアコン、空気清浄機の音を無意識に聞き流しながら、スイッチを押す度にピピッと電子音がする家電を使って暮らしています。

街へ出ても不快な騒音だらけ。「24時間社会」の中で、私たちの耳は、眠っている間さえ、こうした人工音・電子音・騒音を聞いて暮らしています。

このことも、なかなか心身が休まらない理由のひとつでしょう。

疲れやストレスがたまったとき、自然の中で癒やされたいと願うのは、本能的に「1／fゆらぎ」を求めているのかもしれません。

近年の研究で、この**「1／fゆらぎ」を含む音には、大脳にある扁桃体《へんとうたい》を効率よく刺激する成分が含まれている**ことがわかってきました。

扁桃体は、喜怒哀楽《きどあいらく》や情動を司る部分で、その機能が低下すると「やすらぎホルモン」と呼ばれる脳内化学物質セロトニンが不足します。日常的・慢性的なストレスを抱えて難聴や耳鳴り、不眠、うつといった悩みを抱えている人は、この扁桃体をいかにして刺激するかということが、耳に対するストレス、「耳ストレス」解消のポイントです。

癒やされたいと思ったときは、「1／fゆらぎ」を聞きに自然の中へ出かけましょう。

できるだけ人工的な音がしない場所が理想です。そういうときは、電子音のするもの、たとえば電子時計やスマホ、ノートパソコンなどは遠ざけて、ただひたすら自然の音の中に身をゆだねましょう。

耳によいノイズを聞き流そう！

耳鳴り治療の中心「ＴＲＴ療法」の原理とは――

耳鳴りの治療法のひとつに、「ＴＲＴ療法」と呼ばれる音響療法があります。

医師のカウンセリングと並行して「心地よい」と感じる程度のノイズを聞くことで、ノイズに慣れ、耳鳴りは無視してよい音だと脳が認識できるようトレーニングをするもので、現在の耳鳴り治療の中心的療法となっています。

ただ、一般的なＴＲＴ療法で使われる専用の治療器は、医療機器のため、医師の処方によって医療機関で購入する高価なものになってしまいます。

軽い耳鳴りの人であれば、「1／fゆらぎ」を含む音楽ＣＤを聞くとよいでしょう。

世の中にはさまざまな「耳によい」と言われる音楽ＣＤが流通していますが、ここで重要なのは、本当に「1／fゆらぎ」が含まれているかということと、その音を聞くのではなく、あくまでも「聞き流す」ということです。

たとえば、「1／fゆらぎ」はモーツアルトの楽曲に多く含まれていることが知られています。しかし、私自身が以前モーツアルトの音楽ＣＤを入手して分析してみたところ、「1／fゆらぎ」が入っていないものも多くありました。

どうやら、同じ楽曲でも、演奏者の表現力や感性、演奏したホールによって、「1／fゆらぎ」が含まれるか否かはかなり影響を受けるようなのです。

そこで、私自身が企画・開発・制作のすべてにかかわり、TRT療法を実現できる耳鳴り改善用の音楽CDをつくってしまいました。

2008年に発売した「耳サプリメント」と、2009年発売の「耳サプリメント2」（いずれもアメイジングD.C.）です。

「1／fゆらぎ」がふんだんに含まれるモーツァルトの楽曲と、癒やし効果の高い環境音、ノイズ音などを集めたもので、「小さな音量で」「聞き流す」ようにと注記した説明書付きです。

手前味噌ではありますが、この条件を守って就寝前などに聞いていただければ、脳波や呼吸などの生体リズムが「1／fゆらぎ」と同調しリラックスすることができるはずです。

耳ストレスの多い人、自然の中で癒やされたくてもなかなか時間がないという人は、このCDをはじめ、自然界の音を含む環境音CDなどを活用するといいでしょう。

音楽は、ノリノリで踊りながら聞こう！

ロック好きなのに難聴ではない人の秘密とは——

ヘッドホンやイヤホンで音楽を聞く人はヘッドホン難聴になりやすく、ロック系コンサートやライブによくいく人はロック難聴（急性音響外傷性難聴）になりやすい、と言うと、「じゃあ、ロック好きに音楽を聞くなというのか！」と不満に思う人は多いでしょう。

そんなあなたに朗報です。

いつも大音量で音楽を聞いている人は、そうでない人より難聴リスクが高くなります。しかし、そういう人がみんな重症の難聴になるかというと、そうでもありません。ミュージシャンなど、私から見れば当然難聴になるだろうと思われる生活をしているのに、意外と聴力が落ちてない人もいるのです。

たとえば、ロック系の音楽が好きな人は、電車の中でもついノリノリになって身体をゆらしたり、足でリズムをとったりしていないでしょうか？　人の視線を感じてふとわれに返ると、ちょっと恥ずかしいですよね。

でも、耳の健康のことだけを考えるなら、それでいいのです。

私たちは、音を音色（周波数）・大きさ（音圧）・リズムの3つの要素で感じ取っています。このうち、難聴になるリスクと深く関係しているのは、大きさとリズムです。

好きな人にとっては、ごきげんな音楽であるロックも、嫌いな人にとっては「不快な騒音」にすぎません。当然、リズムにのったり、踊ったりすることはありません。「同じ大音量の音を聞いていても、直立不動で突っ立っているより、リズムにのって踊ったり身体をゆらしている人のほうが、比較的難聴になりにくい」という説は以前からあったのですが、これを裏づけるのが、近年続々と登場している運動による耳ストレスへの効果です。

運動には、耳のブレーキとしてはたらく内耳の「アブミ骨筋」の緊張をほぐす効果があります（67ページ）。**大音量で聞いていても、ノリノリになって身体を動かせば、アブミ骨筋がキュッキュッとリズムにのって収縮し、耳の中でブレーキをかけてくれますから、当然難聴のリスクを軽減できる**はずです。

これが、ロック好きなのに難聴になりにくい人がいる所以《ゆえん》と言えるでしょう。

これは、ロックに限りません。ジャンルにかかわらず、好きな音楽を聞くなら、踊りながら聞くというのがポイントです。もちろん、どんなに好きでノリノリに踊っていても、長時間、大音量で音楽を聞き続けると、間違いなく難聴は進んでいきますから、そこは間違わないようにしましょう。けわしい表情で大きな音にさらされるときが、もっとも耳の負担も大きくなると言えるでしょう。

「耳ひっぱり」で聴力を即効回復！

耳のマッサージ効果で難聴を解消――

年齢を重ねていくと、顔の表情筋が徐々に硬く縮んでいき、重力に逆らえなくなって下へ下へとどんどんたるんでいきます。

ほとんどの人は、目尻のシワやほうれい線、口元のたるみにばかり気をとられて気づいていないかもしれませんが、このとき、顔のたるみにつられて耳も下へ下へと引っ張られ、下がっていきます。

耳は目尻の横のこめかみとともに下がり始めます。「そんなのまだまだ先」と思っている人も、目尻が下がってきたら、耳も下がり始めるサインだと思ってください。

さて、耳が下がれば、外耳・中耳・内耳の状態も少しずつ変化していきます。これも、聞こえが悪くなっていく原因のひとつです。

そこで、**耳の上のほうを指でつまみ、耳の穴ごと持ち上げるつもりで、上に向かってグーッと引っ張ってみましょう**。ゆっくり何回か引っ張るのがコツです。何となく耳がスッキリした感じがしませんか？　たったこれだけでも、聞こえは瞬間的に3～5デシベルよくなります。

耳ひっぱり

「耳ひっぱり」で耳の周囲や顔面の表情筋が適度に刺激されると、内耳のブレーキである「アブミ骨筋」もリラックスし、耳鳴りをやわらげたり、大きな音に対するつらさがやわらぐことが期待できます。

長時間のパソコン作業やデスクワークで疲れたとき、耳鳴りがするとき、ヘッドホンやイヤホンを使った後、大音量で音楽を聞いた後など、いつでも気づいたときに、「耳ひっぱり」で、こまめにアブミ骨筋をリラックスさせましょう。

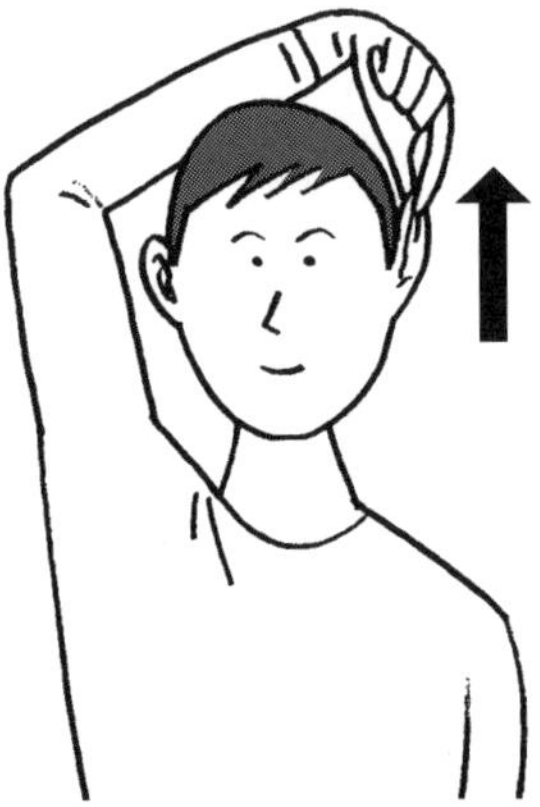

耳の上をつまみ、耳とアゴをもちあげるつもりで、上に向かってぐっと引っぱる

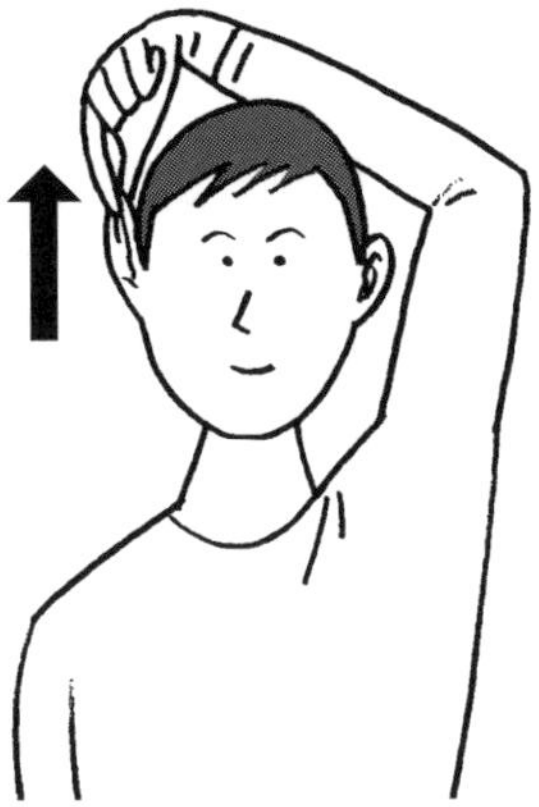

耳によい睡眠テクニックとは

睡眠不足は耳のコンディションを悪くする――

突発性難聴の患者さんに発症前の体調や生活習慣などをうかがうと、多くの人が睡眠不足気味だったとおっしゃいます。

いまのところ睡眠不足と突発性難聴の因果関係は明らかになっていませんが、睡眠不足はそれ自体が心身のストレスとなるうえ、脳のはたらきが低下して心身のさまざまな不調の要因になっていきます。

突発性難聴だけでなく、あらゆる難聴の発症や進行を誘因する可能性がありますから、ただ何となく睡眠をとるのではなく、できるだけ良質な睡眠をとれるよう積極的に努力していきましょう。

睡眠不足にも、単に夜更かしして睡眠時間が足りない場合もあれば、布団に入ってもなかなか寝つけない、眠りが浅くてすぐ目覚めるなど、さまざまなタイプの睡眠不足が考えられますが、どんなタイプでも、夜だけでなく、昼間の過ごし方も含めた生活習慣全体を見直してみるべきでしょう。

その5つのポイントをご紹介しましょう。

【良質な睡眠のための5つの習慣】

①就寝前までに血圧と体温を下げる

私たちの身体は、昼間高くなっていた体温や血圧が下がると、眠くなるようにできています。そこで、就寝時間に体温や血圧が上がり過ぎないようコントロールする工夫をしましょう。

冬などは入浴をして身体を温め、そのまま布団に入るという人も多いでしょうが、入浴後は血流がよくなって体温や血圧が上がります。少なくとも就寝の1時間くらい前までには入浴をすませておきましょう。

ちなみに、眠くなると赤ちゃんの手足が温かくなるのは、体表から放熱することで身体の深部温度が下がるよう、セルフコントロールしているためです。

身体の深部体温が下がるほど脳の温度も下がって深い睡眠を得られるので、就寝直前の入浴はできるだけ避けましょう。

また、就寝前にアルコールを飲むと、眠りが浅くなり、夜中に目覚めやすくなります。なかなか寝つけないからといって、お酒の力を借りて眠るというのは逆効果です。朝までぐっすり眠るためにも、就寝前のアルコールはできるだけ控えましょう。寝る前のアルコールは耳鳴りをひどくする原因なので、耳鳴りのある人はとくに注意が必要です。

②夜寝る前はスマホやPCを使用しない

就寝直前までテレビを見ていたり、パソコンやスマホでメールチェックしたりしていませんか？　テレビやパソコン、スマホの液晶画面から発せられる青い光＝ブルーライトは、太陽の光の中でも朝の光の中に多く含まれています。そのため、夜眠る前にブルーライトを浴びると、脳が「まだ眠る時間じゃないぞ」と勘違いして覚醒してしまい、なかなか寝つけません。夜眠る前はできるだけ液晶画面を見るのを避けましょう。どうしても見る必要があるときは目に優しいＰＣメガネを使うようにしましょう。

③できるだけ暗く静かな環境をつくる

たとえ、豆電球の薄明かりでも、一晩中つけっぱなしにしていると睡眠ホルモン・メラトニンの分泌が抑制され、深い睡眠を得にくいことが科学的に証明されています。寝室は遮光カーテンにする窓のカーテンごしに街灯の光が見えるのもよくありません。寝室は遮光カーテンにするなどして、できるだけ暗く静かな環境をつくるようにしましょう。

④睡眠時間は7・5時間がベスト

睡眠時間は、長ければいいというものではありません。大規模疫学調査の研究データでも、6・5～7・5時間睡眠をとっている人が、いちばん死亡率が低く、それ以上長い睡眠時間をとっている人は、それより死亡率が20％も高いことがわかっています。

この場合の睡眠時間に、寝つくまでの時間は入っていません。なかなか眠れない人は、眠るまでの時間を考慮して、そのぶん早く布団に入るようにしましょう。

⑤朝の光を浴びる

体温や血圧はもちろん、心拍や血糖値、ホルモン分泌といった身体の基本的な機能は、1日約24時間のサーカディアンリズム（概日《がいじつ》リズム）で時を刻む体内時計に従って、上がったり下がったりを繰り返しています。

ところが、不規則な生活や睡眠不足などで体内時計が狂ってしまうと、夜になっても血圧や体温、血糖値が下がらないなど、生体リズムも狂ってしまいます。これが、現代人に多いさまざまな生活習慣病の要因のひとつになっているというわけです。

時差ボケをなおすには朝の光を浴びるといいと言われているように、狂った体内時計をリセットするには、朝の光を浴びるのがもっとも効果的です。

夜更かしをした翌朝でも朝はちゃんと起きて、朝の光を浴びるようにしましょう！

五感を鍛えよう！

脳を鍛えれば耳もよくなる――

難聴や耳鳴りの予防・対策をするうえで忘れてならないのは、脳を鍛えるということです。年齢を重ねていくと、物覚えが悪くなるとか、もの忘れが多くなるとか言われますが、「もう年だから……」などとあきらめてしまうのが、いちばんよくありません。

脳の神経細胞は20歳を過ぎたころから毎日10万個ずつ死滅していくと言われますが、神経細胞同士をつなぐシナプス（神経回路）は、年齢を重ねるごとに増えていきます。

そしてもし、病気や事故などで部分的に細胞が死滅して、身体のある機能が失われてしまっても、シナプスをどんどん伸ばして新しいネットワークをつくり、死んだ細胞と同じはたらきを別の細胞が代替するようになるといった、すばらしい力を発揮します。

五感からの刺激が多ければ多いほど、シナプスがどんどん伸びて、新しいネットワークがつくられていきます。

逆に、五感からの刺激が減ってしまうと、神経細胞がヒマをもてあまして休眠したり、細胞が自ら死を選択する「アポトーシス」という現象が起こってしまいます。

内耳の有毛細胞は48時間無音状態だと機能を停止してしまうと言いましたが、五感を刺激していないと、これと似たような現象が脳でも起こってしまうのです。「もう年だから」などと言わずに好奇心をもって暮らしていれば、日常生活のあらゆるところに五感を刺激するものがあるはずです。

その第一歩としておすすめしたいのが、食事で五感を刺激するということです。疲れているとき、ストレスで頭がいっぱいのとき、時間がないときでも、食事だけはしますよね。

どうせ食事をするのなら、テレビを見ながら何となく食べたり、ただ空腹を満たすためだけに急いでガツガツ食べるのではなく、目の前の食べ物の色や香り、食感や味、そして音を楽しむつもりでゆっくり味わっていただきましょう。家族や友人など、誰かと「美味しいね」とおしゃべりしながらいただけば、なお理想的。食事をするだけで、聴覚・視覚・嗅覚・味覚・体性感覚（触覚）の五感のすべてを刺激できます。

「この野菜の名前は何だろう？　産地はどこだろう？」と考えて、わからないことを調べたりするのもいいでしょう。この「？」も、脳を刺激するうえでとても重要です。「？」を見つけながら食べていると、香りのよいもの、色の美しいもの、新鮮なものを選ぶようになり、自然と食事の栄養バランスもよくなっていきます。

また、食べたものや五感を使って得た感動、調べてわかったことなどを、文章や絵で記録するのもいいでしょう。

食べたものを記録していくと、「レコーディング・ダイエット」といって、自分が食べたものを把握し、食べ過ぎや栄養の偏りを改善することによるダイエットにもつながります。

脳を鍛えるために大切なことのひとつは、五感を刺激して脳に情報を入力したら、入力しっぱなしではなく、記憶や経験を思い出しながら反芻《はんすう》し、その情報を出力するということです。

すると、五感情報を司る「視床《ししょう》」、情緒にかかわる「扁桃体」、記憶にかかわる「海馬《かいば》」、言語中枢《ちゅうすう》である「言語野」など、「聞こえ」にとっても重要な脳のネットワーク網をぐるりと一周することができ、聴能力を鍛えることができます。

このように、五感を刺激するといっても、旅行へいくとか、何か新しい習い事を始めるといった、特別なことをする必要はありません。

まず、食事など、自分の暮らしの中でふと気づいた、たったひとつのものに注目すること。そこから次々と好奇心を広げていくことが、五感を刺激し脳を鍛えることにつながっていきます。

耳鳴りにはスキンシップを！

「やさしいタッチ」が脳のエラーによる不調を治める——

聞こえが悪くなり、聞き間違いや聞き返しが増えてくると、何となく人との間に距離感を感じるようになるものです。

自分自身で勝手につくってしまった距離感なのに、孤独感を感じて落ち込んだり精神的に引きこもってしまうと、ますます人との距離が広がっていきます。

「言わぬが華《はな》」の文化をもつ日本人は、そうでなくても言いたいことを胸にしまってしまうところがありますが、人との距離の広がりは、難聴を進行させたり、ボケや認知症につながるだけで、何もよいことはありません。

できれば、ぐっと距離を縮めて、できるだけ人に近づき触れ合うことを大切にしていきましょう。

まず、聞こえが悪くなったからといって、大声で話すのではなく、相手にもっと近づいて普通の大きさの声でおしゃべりしましょう。相手が親しい人なら、もっと近づいて、もっと小さな声で話してみましょう。そうすれば相手も大声を出すことなく、小さな声で返してくれます。

遠くから大声で話していると、交感神経が高まりやすくなり、お互いに何だかケンカ腰で話している感覚になってしまいます。しかし、小さな声で話すようにすると、交感神経が過剰に高まることなく、リラックスして落ち着いた会話ができるはずです。

パートナーがいる人は、さらに距離を縮めて触れ合い＝スキンシップをもっと増やしましょう。会話は握手できる距離で行なうのがポイントです。

先ほど五感についてお話ししましたが、聞こえが悪くなって聴覚から脳に入る刺激が減ったり、耳鳴りに悩まされているときは、聴覚以外の感覚、とくに嗅覚や味覚、皮膚感覚などにエラーが生じることがよくあります。

臭いがわからない、味がわからない、皮膚がかゆい、筋肉が痛むといったエラーです。脳のエラーは、言い換えれば「脳の勘違い」であり、実際は、かゆみや痛みの原因が存在していないのです。

こうした感覚は自律神経とのかかわりが深く、ストレスや不安がつのってくると、ますますエラーがひどくなっていきます。

逆に、**耳鳴りがするとき、耳が詰まった感覚があるときに肌をなでると、まるでほっと安心したように、耳トラブルが治まってしまうということもよくあります。スキンシップによって、脳のエラーが治まる**ことがあるのです。

日本人は、ハグやキスをするのがごく普通の欧米と違ってスキンシップが少なく、おしゃべりしながら何げなく手を触れるといったことも、照れてしまってなかなかできません。しかし、「手当て」という言葉もあるように、触れ合うことによる癒やし効果、リラックス効果は時には薬にも勝ります。また、スキンシップには、心身を元気にしてアンチエイジング効果をもたらすこともよく知られています。

どうしても照れくさいという人は、肩をもんだり、マッサージをしたりして、触れ合いを増やしていきましょう。

胸まわりの筋肉、とくに鎖骨《さこつ》のあたりから側頭部に向かって斜めに伸びている首筋の筋肉「胸鎖《きようさ》乳突筋《にゆうとつきん》」は、自律神経の中でもリラックスを司る迷走神経と深い関係があり、ここをゆっくりとさするだけでも、肩や首の凝りがほぐされ、気分もすっきりリラックスできます。

パートナーがいないという人でも、自分自身で腕や脚をさすったりマッサージするだけでも同様の効果を得られます。日々心身をメンテナンスして前向きに生活していくことで、耳トラブルを防いでいきましょう。

4章

難聴を引き起こす病気とは

原因・症状・治療法と、自分でできるケア――

さまざまな難聴の原因と病名の知識

難聴は、いつ誰の身に起こっても不思議ではありません。長い間の生活習慣が重なってある日突然重い症状を起こすこともあれば、小さな症状から始まって、ゆっくり、でも着実に進行していくものもあります。

また、原因はまったく別なのに、症状が似ていて見分けづらいもの、同じ病気でも人によってまったく異なる症状が出るもの、早急《さっきゅう》に治療しなければそのまま重症化して回復不可能になるものもあります。

しかし、いざ自分の身に起こったとき、どうすればよいのか、何科に相談すればよいのかわからず、手遅れになることだけは、どうしても避けなければなりません。

そこで、現代人に多い難聴を「伝音《でんおん》難聴」と「感音《かんおん》難聴」のふたつに分け、主な症状や治療法、ワンポイントアドバイスなどをご紹介していきます。

たとえ根治不可能と言われる難聴になっても、できるだけ進行を食い止め、基本的な健康を維持して前向きに生活していけるよう、難聴にはどんなものがあるのか、それぞれどんな特徴があるのか、難聴の全体像をざっくりとでも把握しておきましょう。

【伝音難聴】

耳垢栓塞《じこうそくせん》

外耳炎《がいじえん》

外《がい》リンパ瘻《ろう》

耳管開放症《じかんかいほうしょう》

耳管狭窄症《じかんきょうさくしょう》

耳硬化症《じこうかしょう》

急性《きゅうせい》・慢性中耳炎《まんせいちゅうじえん》

滲出性《しんしゅつせい》中耳炎

好酸球性《こうさんきゅうせい》中耳炎

真珠腫性《しんじゅしゅせい》中耳炎

【感音難聴】

騒音性《そうおんせい》難聴(ヘッドホン難聴)

急性音響外傷《きゅうせいおんきょうがいしょう》(ロック難聴)

生活習慣病《せいかつしゅうかんびょう》難聴

突発性《とつぱつせい》難聴

メニエール病

聴神経腫瘍《ちょうしんけいしゅよう》

急性低音障害型感音《きゅうせいていおんしょうがいがたかんおん》難聴(ALHL)

機能性《きのうせい》難聴(心因性《しんいんせい》難聴ほか)

耳《じ》垢《こう》栓《そく》塞《せん》

どんな病気?

耳垢がたまり過ぎても難聴になる!

耳垢《みみあか》は、外耳道の分泌腺から分泌される分泌物と、粉塵《ふんじん》などが混じることで形成されます。耳垢を分泌する耳垢腺《じこうせん》は、清浄作用や殺菌作用をもっているため、本来、適度な量の耳垢は、細菌や埃《ほこり》から内耳を守ってくれています。

ところが、耳垢をためすぎたり、耳かきをすることで耳垢が外耳道に深く押し込まれてしまうと、外耳道が詰まって聞こえが悪くなることがあります。補聴器の出し入れによって奥に詰まってしまうこともあります。

耳垢は、湿性耳垢と乾性耳垢に分けられます。一般的に、日本人は乾性が多く、西洋人では湿性が多いといわれています。耳垢栓塞になりやすいのは湿性耳垢です。

耳掃除の後や、入浴後に急に聞こえが悪くなったら要注意

耳垢がたまると違和感を感じることもありますが、ほとんどは無症状です。ところが、入浴やプールの後、水分で耳垢がふくらみ、外耳道をふさいでしまうことがあります。また、耳かきによって、奥に押し込まれることもよくあります。

聞こえが悪くなっていることに、本人がまったく気づいていないこともあります。

【予防と治療】

通常、耳垢は放置しておけば自然に脱落していくので、掃除の必要はありません。むしろ、掃除をし過ぎて奥に押し込んでしまっている人を多くみかけます。とくに、湿性の耳垢は詰まりやすいので耳掃除の方法には注意が必要です。

乾性耳垢の場合は、綿棒をベビーオイルでしめらせて、やさしく拭きましょう。湿性耳垢の場合は、オキシドールをつけた綿棒でやさしく拭きましょう。

それでも耳垢が取れず、聞こえが回復しない場合や、痛みが発生している場合は、無理をしないで耳鼻咽喉科で除去してもらいましょう。

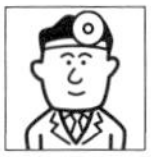

耳かきのし過ぎは、炎症や感染症のもととなります。炎症や痛みがあるときは、自分で無理矢理取ろうとせず、耳鼻咽喉科で処置してもらいましょう。

外耳炎《がいじえん》

どんな病気？

かゆみ・痛みがでて、細菌や真菌に感染することも

外耳炎は、外耳道の感染症です。多くは耳を爪《つめ》でひっかいたりした傷が、細菌感染して発生します。糖尿病があると、真菌《しんきん》が原因になることもあります。

外耳道の皮膚は薄く刺激に敏感なため、いじりすぎると湿疹《しっしん》状態になり、かゆくなってまたいじるという悪循環になりやすく、なかなか治りません。また、このとき細菌に感染すると「外耳道炎《がいじどうえん》」、真菌に感染すると「外耳道真菌症」になります。

外耳道炎をこじらせて、外耳道真菌症になることも珍しくありません。カビ（真菌）が鼓膜を塞《ふさ》ぎ、難聴になってしまうこともあります。

ヘアスプレーや毛染め剤、不潔な耳栓やイヤホンも原因に

アレルギーや湿疹のある人、頭皮に皮膚炎がある人は、外耳炎にかかりやすくなります。また、耳そうじで外耳道を傷つけたり、水泳などで耳に水が入ったり、ヘアスプレーや毛染め剤などが耳に入って刺激となり、外耳炎を発症する場合もあります。
イヤホンや耳栓、補聴器が不潔な場合も外耳炎になりやすいので注意しましょう。

【予防と治療】

ヘアスプレーや毛染め剤を使用する際には、耳に入らないよう注意しましょう。また、イヤホンや耳栓、補聴器も清潔に保つようにし、かゆみや炎症があるときは、使用を控えましょう。軽度であれば、自然に治りますが、かゆみが強いとき、痛みや耳だれがあるときは治療が必要です。

細菌性の炎症には、抗菌剤の服薬や点耳薬《てんじやく》による耳浴《じよく》、軟膏の塗布で治療します。真菌症の炎症は、抗真菌薬を塗布しますが、長期の通院が必要になることが少なくありません。

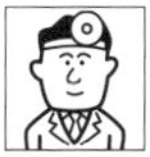

イヤホンや耳栓、補聴器など、耳に入れるものはまめに消毒して、清潔に保ちましょう。

外《がい》リンパ瘻《ろう》

どんな病気?

急激な気圧の上昇が問題。くしゃみで耳に穴があくことも…

リンパ液がたまる内耳には、ふたつの窓があります。耳小骨《じしょうこつ》の振動を取り込む「前庭窓《ぜんていそう》（卵円窓《らんえんそう》）」と、その振動を逃がす「蝸牛窓《かぎゅうそう》（正円窓）」です。

これらの窓はふだんは閉じていますが、くしゃみをする、鼻をかむ、トイレでいきむ、重い荷物をもちあげる、海にもぐる、出産によるいきみなど、髄液圧《ずいえきあつ》や中耳腔《ちゅうじくう》の圧が急激に上昇したとき、圧の外傷として、このふたつの窓のどちらか、あるいは両方に穴があいてしまい、リンパ液が中耳に漏れてしまった状態が、外リンパ瘻です。

風邪をひいているときのくしゃみや鼻かみ、スクーバダイビングの減圧の失敗など、いろいろな場面で生じます。

難聴やめまいのほか、吐き気や嘔吐を繰り返すことも

発症時に「パチッ」という音が聞こえることがあります。

症状には個人差があり、難聴のほか、耳の中に水が流れるような音が聞こえたり、耳が詰まった感じ、めまい、吐き気、嘔吐《おうと》など、さまざまなタイプの症状が発生します。
突発性難聴との判別が難しく、両耳同時に発症しているとき、圧外傷のエピソードがあるときは、外リンパ瘻を疑います。

【予防と治療】

自然に治癒する可能性があるため、ベッドで頭を30度上げた状態で安静を保ちながらステロイドを用いて保存療法を行ないます。それでも諸症状が改善されないときや、難聴が進行するときは、鼓室試験開放術《こしつしけんかいほうじゅつ》という手術でふたつの窓を観察し、穴を目視で確認して、穴が見つかったときには閉鎖手術を行ないます。

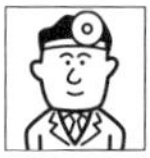

日頃から、いきみすぎ、気張りすぎには注意しましょう。緊張しているときは、無意識に息を止めているものですが、リラックスして息を吐くよう心がけましょう。

耳《じ》管《かん》開《かい》放《ほう》症《しょう》

どんな病気?

耳が詰まった感じやめまいがして、音の大きさがわからなくなることも…

耳管は鼻の奥と中耳腔《ちゅうじくう》をつないでいる細い管で、大気と中耳の圧を同じにするためにあり、中耳はこの管によって換気されています。

飛行機や新幹線に乗って耳が詰まった感じがするとき、ゴクンとツバを飲み込むと治るのは、耳管が開いて圧の差がなくなるからです。

この耳管が開放されたままの状態になるのが耳管開放症です。

耳が詰まった感じがしたり、自声強聴といって自分の声が大きく聞こえたり、天気に影響されてふわふわ感を感じる人もいるようです。

また、低音の聞き取りにくさが生じます。音楽を聞いても音程がズレて聞こえる、自分の出している音の大きさがわからないという症状が出ることもあります。

前かがみになったり、横になったりすると症状が軽くなりますが、これは耳管の粘膜が重力でうっ血して腫れ、開いていた耳管が閉じるためで、一時的なものにすぎません。

女性に多く、脱水や睡眠不足、ダイエットでも起こる

ダイエットなどで急激に体重を減らしたときに起こりやすく、加齢にともなう皮膚粘膜の萎縮《いしゅく》によっても生じやすくなります。

耳管のむくみによる耳管狭窄症《きょうさくしょう》と似た症状も生じますが、原因はまったく逆です。

【予防と治療】

耳管を乾燥させない、やせさせないことが、いちばんの予防法です。

たとえば、生理食塩水の点鼻によって鼻腔《びくう》から耳管までうるおいを与える耳浴《じよく》は、有効な方法のひとつです。目安は、1日6回程度の点鼻です。市販のドライノーズ用の点鼻スプレーを使うとよいでしょう。

自分で生理食塩水をつくって鼻うがいをする人もいるようですが、洗浄水が耳管だけでなく中耳口腔《こうくう》まで入ってしまい、軽い中耳炎のようになってしまうことがあるため、耳管開放症のときは、鼻うがいはおすすめしません。

難治例では、耳管ピンという細いシリコン製のチューブを挿入して耳管の径を調整する手術的治療もあります。

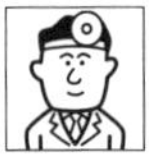

体重を増やす、こまめに水分を摂る、ドライノーズスプレーなどの食塩水点鼻薬を1日数回行なうなど、耳管粘膜をふとらせ、うるおいを与えるセルフケアをしましょう。

鼻すすりは中耳炎の原因になるので、できる限り行なわないようにしましょう。

耳《じ》管《かん》狭《きょう》窄《さく》症《しょう》

どんな病気？

耳管が狭くなり、耳が詰まった感じに…

耳管は、耳と鼻をつなぐ管で弁のようなはたらきをする器官です。普通は閉じた状態ですが、つばを飲み込むなどの嚥下《えんげ》運動によって開きます。こうして、無意識あるいは意識的に開いたり閉じたりすることで、鼓膜《こまく》の奥の鼓室という空洞の圧が、音が伝わるのに最適な状態に維持されます。

ところが、鼻腔《びくう》や上咽頭《じょういんとう》の炎症、むくみなどで耳管がせまくなり、その機能がそこなわれてしまうと、「気圧の変化時のような感じ」の聞こえになってしまいます。常に中耳腔が陰圧のままになるため、耳が詰まったり、音がこもったり、妙に響いたりといった症状が生じてしまいます。慢性化すると滲出性中耳炎《しんしゅつせいちゅうじえん》を引き起こしてしまうこともあります。

アレルギー性鼻炎や上咽頭炎が原因で生じやすい

耳管狭窄症は、アレルギー性鼻炎などの慢性的な炎症や、鼻症状をともなう風邪や上咽頭炎などが原因で生じるのが一般的です。太っている人や病気で床に臥《ふ》す時間が長い人は耳管狭窄症になりやすいようです。

湿度の高い夏場であってもエアコンの冷たい乾いた空気が原因で鼻粘膜に炎症を起こしていることもあります。

注意しなければならないのは、足腰に自信がなくなり始めた高齢者の場合でしょう。加齢にともなって食道と胃をつなぐ部分（噴門部《ふんもんぶ》）が緩《ゆる》んできて、そこに横になっている時間が長くなるという条件が加わると、ゲップなどの胃液の逆流のタイミングで、胃液が耳管まで噴き上がってしまい、耳管の炎症を引き起こして耳管狭窄症が生じる場合もあるからです。

【予防と治療】

耳管狭窄症による耳の詰まりなどの症状は、耳鼻咽喉科で耳管通気処置や鼓膜切開術を受ければ、すぐに解決します。症状が長引く場合には、その原因となりやすいアレルギー性鼻炎や上咽頭炎といった原疾患の治療をしっかり行なうことが大切でしょう。

また、喉頭や下咽頭の検査を受けて逆流性食道炎の合併がないか調べておくことも大切でしょう。

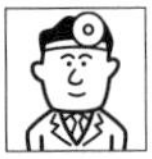

耳管狭窄症の本態はむくみですから、耳管の周囲の粘膜のコンディションを常に最適に保つ工夫をすることが大切でしょう。

たとえば、1%の食塩水の点鼻による鼻粘膜の洗浄は、粘膜を正常化させるのに有効なセルフケアです。

また、食後3時間以内に就寝してしまうと、逆流性食道炎を顕在化あるいは悪化させる要因となります。少なくともおなかが張った状態のままで就寝してしまうことは避けたほうが無難でしょう。

耳管狭窄症は、さまざまな原因から引き起こされます。ひとりで悩むのではなく、まずは気軽に耳鼻咽喉科医に相談するのが、問題解決の近道です。

耳《じ》硬《こう》化《か》症《しょう》

どんな病気？

耳の奥にある耳小骨が、硬く動かなくなる！

中耳にある3つの耳小骨《じしょうこつ》のうち、3番目の「アブミ骨」の動きが不良になって伝音難聴が起こった状態です。

原因は不明ですが、骨の異形成が起こり、徐々に難聴が進行していきます。悪化すると感音難聴も発症し、混合難聴となります。

遺伝的素因が関係していると考えられていて、白人女性に多いといわれてきましたが、長寿化、ライフスタイルの欧米化によって、日本人にも増加傾向にあるようです。

耳硬化症は徐々に進行する伝音難聴で、40歳以降に会話が困難になるなど日常生活で困ることが出てくると病院を訪れるという人がほとんどです。

ベートーベンも耳硬化症だった！

難聴のほかにも耳鳴りやめまい、耳がふさがった感じがすることもあります。

難聴の音楽家・ベートーベンは、歯とピアノの鍵盤をスティックでつなぎ、骨伝導でピアノの音を聞きながら作曲活動を続けました。骨伝導で聞くことができたこと、ひどい耳鳴りに悩まされたことや、40歳以上に生じたことから、耳硬化症であったと考えられています。

年末になると話題になる「第九（交響曲第9番）」は、ベートーベンが難聴になってからの作品ですが、骨伝導だけで作曲されたため重低音が響く迫力ある楽曲に仕上がっています。

【予防と治療】

内服による治療法はありません。補聴器か手術かを選択することになります。

補聴器での改善が十分でない、あるいは補聴器の使用が難しい場合には、手術的治療を行ないます。

手術では、耳小骨のひとつであるアブミ骨の底板に直径0・6ミリの小さな穴をあけ、アブミ骨を人工骨に置き換えます。

技術的に非常に難しい手術ですが、近年ではレーザーで安全に小穴をあけられるようになってきました。それでも数%は手術をしたことでかえって聞こえが悪くなってしまうことがあります。

補聴器か手術かは、主治医とよく相談し、自分自身がリスクを十分に納得した上で選択しましょう。

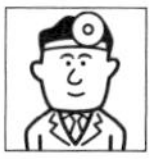

難聴のままでいることは、生活や学習のさまたげとなります。これまでの補聴器への偏見を捨て、補聴器を使用することで広がる世界に目を向けてみましょう。ともかく、ひとりで悩むのではなく、耳鼻咽喉科医に相談してみましょう。

急《きゅう》性《せい》・慢《まん》性《せい》中《ちゅう》耳《じ》炎《えん》

どんな病気？

子どもだけでなく、全世代がかかる病気

中耳炎というと子どもの病気と考えがちですが、実際にはすべての世代で起こります。とくに、痛みがないまま慢性化するタイプのものは見過ごされやすいので、注意が必要です。悪化するとその炎症が原因で顔面の麻痺《まひ》や脳膜炎《のうまくえん》を引き起こすこともありますから、早期発見・早期治療が大切です。

慢性中耳炎は、鼓膜が破れたままの状態のこと

急性中耳炎になると、中耳に膿《うみ》がたまり、耳の中でいちばん弱い鼓膜《こまく》を破って外に排出されます。きちんと治療した場合には、破れた鼓膜は再び元のように閉じますが、ばい菌がしつこかったり、きちんと治療に通わないでいたりすると、破れた鼓膜がそのままになり、穿孔《せんこう》として残ってしまいます。

こうした状態を、慢性（穿孔性）中耳炎と呼びます。

緑膿菌《りょくのうきん》やＭＲＳＡ（メチシリン耐性黄色ブドウ球菌）など、抗菌薬が効きづらい菌に感染してしまうと、慢性化してしまうことが少なくありません。

【予防と治療】

治療はまず、しつこい感染の原因菌をなくすことから行ないます。耳を洗う「耳洗浄」や菌を減らすための抗菌薬による「耳浴《じよく》」を行ないます。

耳漏《じろう》（膿）が止まり、菌がなくなると自然に鼓膜が閉じていく人もいますが、穿孔がそのまま残ってしまう人も少なくありません。その場合は、鼓膜の穴を閉じる鼓膜形成術、鼓室にある耳小骨《じしょうこつ》のまわりに炎症や肉芽《にくげ》が生じてしまった場合は、鼓室形成術を行ないます。

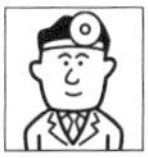

耳の奥の状態は、自分で確認できません。自己判断で治療を中断すると、後々手術しか治療法がないということになりかねません。完治したと医師にいわれるまで、きちんと通院することが大切です。

滲《しん》出《しゅつ》性《せい》中《ちゅう》耳《じ》炎《えん》

どんな病気？

鼓室に粘液がたまり、聞こえが悪くなる

鼓膜《こまく》の奥に粘液がたまるタイプの中耳炎で、穴もあいていないし、痛くもありません。子どもでも大人でもなりますが、それぞれに原因や病態が異なります。

子どもの場合は急性中耳炎の治療が完璧でないと、それに続いて1か月後くらいに、難聴で親が気づくことが多いようです。

聞こえの悪さを本人が訴えることはほとんどなく、家族の呼びかけに対する反応の悪さに親が気づき、耳鼻咽喉科を受診して初めて滲出性中耳炎であるとわかるケースがほとんどです。

大人の場合、急性中耳炎にかかっていなくても、この病気になることがあります。

とくに高齢者の場合、耳管が加齢によって萎縮《いしゅく》・乾燥しています。最初は耳管開放症のような症状であっても、萎縮や乾燥があると感染症を引き起こしやすく、耳管に慢性の弱い炎症が生じて鼓室内の生理的な分泌物を排泄《はいせつ》できなくなり、それが溜まって滲出性中耳炎になってしまいます。

【予防と治療】

耳管や上咽頭《じょういんとう》の慢性炎症が原因ですから、鼻うがいや生理食塩水の点鼻で鼻の洗浄を心がけるのがいちばんの予防法です。

きこえの困りがあるときは、耳鼻咽喉科で耳管通気や鼓膜切開し、たまった膿《うみ》を取り除きます。

難治性の場合には、鼓膜を切って直径2~3ミリの小さなシリコンチューブを入れる「鼓膜チューブ留置術」を行ないます。

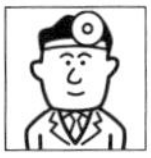

子どもの場合は、急性中耳炎が長引いたり、治療を中断してしまった後に生じることが多く、大人の場合は、耳管機能不全《じかんきのうふぜん》や上咽頭炎がその背景にあることが多いようです。中耳炎、風邪、鼻づまりを軽くみることなく、ひとつひとつ、しっかり治すようにしましょう。

好《こう》酸《さん》球《きゅう》性《せい》中《ちゅう》耳《じ》炎《えん》

どんな病気？

成人発症型の気管支喘息などから生じる合併症

血液中の白血球のひとつである好酸球が中耳粘膜から中耳腔《ちゅうじくう》に浸潤《しんじゅん》し、粘度の高い浸出液＝ムチンが中耳に充満し、伝音難聴を発症します。

多くの場合、成人型の気管支喘息《きかんしぜんそく》に合併して発症しますが、好酸球性副鼻腔炎《ふくびくうえん》から発症することもあります。

その影響が内耳におよぶと難聴も悪化し、耳鳴りやめまいが生じてきます。

【予防と治療】

ステロイドの内服と局所注入で、好酸球の浸潤を抑えます。しかし、再発を繰り返すことが多く、長期的な通院が必要となります。

伝音難聴がひどく、感染症などもともなう場合には、伝音難聴の改善を目的とする鼓室形成術を行ないます。

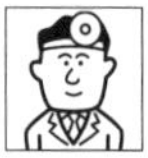

免疫力を高め、気管支喘息や感染症にかかりにくい身体づくりをしましょう。

真《しん》珠《じゅ》腫《しゅ》性《せい》中《ちゅう》耳《じ》炎《えん》

どんな病気？

難聴やめまい、顔面麻痺などを起こす病気

耳の中をのぞいてみると、一見、真珠のように見える白い塊《かたまり》の上にキラキラと見えることから、この病名がついています。しかし、きれいな名前とは裏腹に、真珠腫は難聴やめまい、顔面神経麻痺《がんめんしんけいまひ》などを起こしていくこわい病気です。慢性的に長期間にわたって耳管機能が低下しているときや、鼻すすりのくせがある人などがなりやすいといわれています。手術を行なっても再発しやすく、中耳炎の中でもやっかいなタイプです。

【予防と治療】

初期の段階では、へこんだ鼓膜《こまく》を元に戻すための耳管処置（通気）や、真珠腫の一部を取り除いて清拭《せいしき》することで経過を観察します。進行して聴力低下や脳・神経に障害が生じるおそれが出てきたら、手術を行ないます。

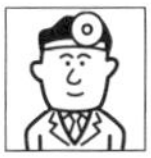

再発しやすい中耳炎です。予防のためにも、鼻すすりを習慣化しないよう注意しましょう。真珠腫の見つかった人は、定期的に聴力検査やＣＴ検査などを行なう必要があります。

騒《そう》音《おん》性《せい》難《なん》聴《ちょう》（ヘッドホン難聴）

どんな病気？

85デシベル以上の大きな音が元凶。耳鳴りから気づくことも！

ヘッドホン難聴（イヤホン難聴、スマホ難聴）も、騒音性難聴のひとつです。85デシベル以上の騒音を長時間聞く習慣を続けていると、内耳の蝸牛《かぎゅう》の中の有毛細胞が障害を受け、その一部が回復不可能になるために起こります。

ヘッドホンやイヤホンの場合、110デシベル以上になっていることもあるので、短時間の使用でも、騒音性難聴になることがあります。

初期の自覚症状は耳鳴りです。特徴的な高音域の障害を示しますが、徐々に進行して会話に支障が出始めるまで自覚はありません。

日常生活の中の騒音にも注目！

騒音性難聴といえば、以前は主に騒音が大きい職場で長い時間はたらく人に起こる難聴として知られていました。しかし、労働安全衛生法にもとづく騒音障害防止策が功を奏《そう》し、現在では激減しています。

むしろ、生活環境の変化によって、日常生活の中にある騒音のほうが大きなリスクになっているといっていいでしょう。

騒音性難聴は、特別大きい騒音にさらされるだけでなく、通勤や通学などの電車や車、バイクなどの騒音に長い期間さらされることでも生じます。

家庭生活の中にも、ヘアドライヤーの音やサイクロン掃除機など、85デシベルを超える騒音があります。また、ライフル射撃や剣道の面打ちの音、パチンコ店の店内の音など、趣味における騒音でも難聴になる場合があります。

いずれも徐々に進行する自覚しづらいタイプの聞こえの障害をもたらします。できるだけ騒音から耳を守る工夫をすることが大切でしょう。

【予防と治療】

蝸牛の有毛細胞は、騒音によって一度アポトーシス（細胞の自殺死）すると、二度と再生されません。ともかく、大音量の騒音をできるだけ避ける、周囲がうるさいと思ったら耳栓で遮断《しやだん》するなど、耳を守る工夫をすることが大事です。

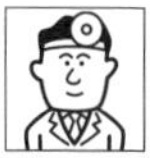

サングラスで目を守るのと同じ感覚で、耳栓をいつもポケットやバッグに携帯し、積極的に耳を守る習慣を身につけましょう。

耳栓による音の遮蔽《しゃへい》は、わずかであってもしないより有用です。綿球を詰める、音の出ていないイヤホンを耳に入れるといったレベルの遮蔽でも十分耳を守ることはできます。スマホユーザーには、ノイズキャンセル機能付きのヘッドホンやイヤホンがおすすめです。

急《きゅう》性《せい》音《おん》響《きょう》外《がい》傷《しょう》（ロック難聴）

どんな病気？

スピーカー脇などで、ふいに強大音が耳を直撃すると発症

爆竹の音、銃弾が爆発した音など、予期していなかった強大な音を聞くことで、耳鳴りと難聴が急に発生して起こる騒音性難聴のひとつです。

ロックのコンサート会場で発症した場合はロック難聴とも呼ばれ、スピーカーの脇の席などにいて、ふいに120デシベルを超える強大音が耳を直撃したりすると発症します。

症状としては、直後に耳が詰まった感じになり、自分の声が耳の中で反響します。これが治まると耳鳴りや難聴の症状が始まり、1～2日で聴力が回復することもあれば、そのまま回復しないこともあります。

大きな音を聞いた直後に耳鳴りがしたら、それは120デシベル以上の音であり、ロック難聴のリスクがあるということを、よく覚えておきましょう。

職業性と音響性の2種類がある

急性音響外傷の原因となる音楽はロック系がほとんどで、ポップスやクラシックで発症することはまれです。ただし、クラシックのミュージシャンが長年の演奏活動の末に騒音性難聴になることはあります。

また、肉体的・精神的な疲労がたまっているとき、睡眠不足のときなどにコンサートやライブ、クラブなどに行き、飲酒をしながら大音響を聞くと、スピーカー脇のような強大音ではなくても発症することがあります。体調の悪いときはなりやすいので、十分に注意しましょう。

いままでは無事でも、次回はわかりません。少なくとも体調が万全でないときはまず身体を休め、耳に負担をかけないようにするのが賢明です。

【予防と治療】

治療は、循環改善薬、ステロイド薬など、突発性難聴に準じた薬物治療が中心ですが、それでも効果を得られない場合があります。コンサートやライブの会場では、スピーカーから離れた場所を確保するか、耳栓をつけるなどして、突発的な強大音から耳を守るようにしましょう。

コンサート会場では、「スピーカーの脇の席」や「最前列から5列目くらいまでの席」は極力避けましょう。

また、耳が回復するには2日間の休息が必要なので、ロックのコンサートやライブ、クラブなどには2日続けて行かないようにしましょう。

生《せい》活《かつ》習《しゅう》慣《かん》病《びょう》難《なん》聴《ちょう》

どんな病気?

血液ドロドロの人、メタボの人は要注意

動脈硬化などの血流障害によって有毛細胞や聴神経に十分な酸素や栄養が届かなくなっていくと、音の電気信号を十分発生させることができなくなります。こうした状態が慢性的に続くと、有毛細胞は徐々に衰えていきます。肥満、高血圧、脂質異常症、糖尿病など、動脈硬化を引き起こす生活習慣病を抱えている人は難聴予備軍といえるでしょう。

徐々に進行していくため、会話が困難になるほど進行しないと「聞こえ」の悪さを自覚することはありません。また、たとえ自覚症状が出たとしても、「加齢のせい」と思い込んで放置するケースも珍しくありません。動脈硬化の進んだ耳は、騒音からの回復も遅れがちで、それゆえに難聴が進みやすいのです。

糖尿病性だと3倍難聴になりやすい!

とくに、糖尿病は難聴ととても関係が深い生活習慣病のひとつで、糖尿病性腎症《じんしょう》、糖尿病性網膜炎《もうまくえん》といった合併症のほか、突発性難聴を併発することもあります。
糖尿病の人が難聴になるリスクは健常者の約3倍で、糖尿病の人は難聴になりやすい遺伝子をもっているとも言われています。
血糖値が高いことが諸悪の根源ですから、糖尿病があっても、きちんと血糖値をコントロールすることでリスクを抑えることができます。

【予防と治療】

まずは、脂っこい食事、運動不足、喫煙、ストレスなど、動脈硬化の原因となるような生活習慣を改善していきましょう。すでに生活習慣病の持病をもっている人は、それぞれの病気の治療を進めていくことも大切です。

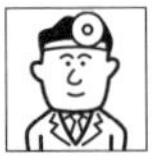

動脈硬化は、万病のもと。そして、それは耳にも影響します。健康診断で「要注意」がひとつでもあれば、積極的に生活習慣を改善していきましょう。動脈硬化は認知症の原因のひとつである隠れ脳梗塞《のうこうそく》の原因でもあります。耳を守る生活習慣は、脳を守る、認知症予防の有効な戦略でもあるのです。

突《とつ》発《ばつ》性《せい》難《なん》聴《ちょう》

どんな病気？

ある日突然発症する、原因不明の現代病。めまいや吐き気をともなうことも…

片耳がある日突然、まったく聞こえなくなったり、聞こえが極端に悪くなったりする病気です。激しいめまいや吐き気をともなうこともあります。

ウイルス説、血流障害説、内耳の循環不全説や、ストレス説などがありますが、糖尿病がリスクになることもあり、明確なことはわかっていません。

厚生労働省研究班を中心に行なった調査によると、１９９３年には１００万人あたり１９２・４人でしたが、２０１１年には２７５人と約１・５倍に増えています。

基本的には40～50代に多いのですが、最近は年代に関係なく増加傾向にあるようです。

メニエール病や聴神経腫瘍と間違いやすい

重要なポイントは、突発性難聴は再発しないということです。もし、聴力の改善・悪化を繰り返すようならメニエール病を疑います。聴神経腫瘍の初期症状が、突発性難聴と誤って診断されることもあります。聴神経腫瘍は、ＭＲＩによる画像検査で診断できます。

片耳が聞こえるため、ついつい様子をみてしまい、すぐに医療機関にいかず放置する人が少なくありません。しかし、感音難聴の中でも治りにくく、治療開始が遅れるほど回復が難しくなります。回復の見込みがあるのは、発症から48時間以内、遅くとも1週間以内と言われています。

【予防と治療】

治療の基本は、安静と点滴（補液）です。ステロイドを使用する場合もありますが、その効果については、疑問を唱える向きもあるようです。米国での調査によれば、点滴以外のいずれの治療法も明確な効果を示す科学的根拠がないことが統計的に明らかになりました。そのため、米国の医療の現場では、副作用などの負担を考慮して点滴のみを行ない、ステロイドを使わない選択をするケースもあるようです。

耳の安静を保ちつつ補液を行ない、適度に身体を動かすことが大切と言えるでしょう。

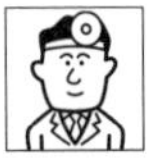

発生から48時間が勝負です。水分をしっかり摂り、できるだけ早く治療を開始しましょう。

メニエール病

どんな病気?

突然のめまい、難聴・耳鳴りを繰り返し、そのたびに難聴が悪化

突然、ぐるぐると回る回転性のめまいが起こり、難聴、耳鳴りをともなうことがしばしばです。吐き気や嘔吐《おうと》、冷や汗、動機などをともなうこともあり、めまいよりこれらのほうが苦しいこともあります。

発作時はめまいが30分~6時間程度続き、立っていることができず、じっと横になっているしかありません。しかし、めまいが治まると難聴や耳鳴り、諸症状も治まることが多いようです。

難聴は片耳だけであることが多く、不定期にめまい発作を繰り返すたび、少しずつ進行していき、耳の詰まり感や、音が極端に響いて聞こえる聴覚過敏《かびん》も生じます。めまいをともなわず難聴の発作だけを繰り返すタイプは、蝸牛型《かぎゅうがた》メニエール病と呼ばれます。

ストレスや疲労、睡眠不足が引き金か？

原因は不明ですが、内耳にある内リンパ腔が腫れる「内リンパ水腫《すいしゅ》」が生じていることから、内耳の循環障害やストレスが原因ではないかと考えられています。

また、30〜40代の女性にやや多いと言われており、やせ型で几帳面《きちょうめん》、神経質な性格の人がなりやすいという統計もあります。

初期には突発性難聴との判別が難しい場合があるため、確定診断には、さまざまな検査を行なう必要があります。

【予防と治療】

治療は、内リンパ水腫を軽減させるために利尿剤、ビタミン剤、血流改善剤などが使われます。めまい発作を繰り返し、社会生活に支障をきたすようであれば、「内リンパ嚢《のう》開放術」、めまいの原因となる平衡感覚を司る神経を切断する「前庭神経切除術《ぜんていしんけいせつじょじゅつ》」なども行なわれますが、手術は重症例や薬に反応しないケースに限られています。

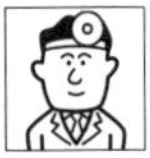

発作性のめまいは、脳梗塞などの病気との判別が大切なので「すぐに受診」が原則です。めまいや嘔吐《おうと》などの不快症状は、補液によってやわらげることができます。

聴《ちょう》神《しん》経《けい》腫《しゅ》瘍《よう》

どんな病気？

何年もかけてゆっくり成長する良性腫瘍。片側の聴力低下・めまいが発生

聴神経腫瘍とは、聴神経を取り巻く鞘《さや》のような細胞から発生する腫瘍のこと。良性の腫瘍で、脳腫瘍の約1割を占めますが、非常にゆっくりとしたスピードで大きくなっていくため、症状が発生するまでに、何年もかかる場合があります。

初期症状としてもっとも多いのは片側の聴力の低下、めまいで、腫瘍のある側の耳の聞こえが悪くなっていきます。発作のようなめまいを繰り返すこともあり、難聴がよくなったり悪化したりを繰り返します。ある日突然難聴が生じることもあり、突発性難聴との見分けが必要になります。

健康なまま亡くなった方を解剖してみると、約2％に聴神経腫瘍が認められたとの報告もあり、決して珍しい病気とは言えないでしょう。

顔面のしびれ・麻痺が発生することも

顔面のしびれ、けいれん、顔面神経《がんめんしんけい》麻痺《まひ》、嚥下《えんげ》障害などをともなう場合もあります。最近は自覚するより前に脳ドックなどで小さいものが偶然見つかることが多いようです。こうした場合には、症状が出ても大きくならない限り、年1回の検査で様子をみることが多いようです。

【予防と治療】

聴神経腫瘍の治療は、手術による腫瘍摘出、ガンマナイフ（ガンマ線を用いた放射線治療）があります。

最近は、身体への負担をできるだけ少なくするという意味で、開頭手術をせずに脳内の病変を治療するガンマナイフを選ぶ人が多いようです。

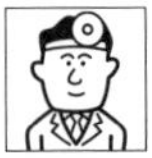

脳ドックなどを定期的に受けていないと、腫瘍が大きくなって難聴が生じるまで見つからないこともしばしばあります。聴神経腫瘍は決して珍しい病変ではありません。心配な人は、単に人間ドックを受けるのではなく、頭部ＭＲＩのオプションを追加するか、脳ドックを受けるとよいでしょう。

急《きゅう》性《せい》低《てい》音《おん》障《しょう》害《がい》型《がた》感《かん》音《おん》難《なん》聴《ちょう》（ALHL）

どんな病気？

ある日突然、低い音が聞こえにくくなる

ある日突然、（男性の声など）低い音が聞こえにくくなる、耳が詰まった感じがする、音が耳にビンビン響く、音が割れて聞こえる、ゴーという低い耳鳴りを感じる、めまいがするといった症状が発生します。

しかし、難聴の程度は軽いことが多く、片耳だけに生じるので、そのうち治まると、軽視して、ついつい放置しがちです。

原因は不明ですが、ストレスや生活リズムの乱れが原因ではないかと考えられています。

若い女性に増加傾向！　再発しやすい

突発性のため、突発性難聴と間違われやすいのですが、突発性難聴と違って治療に反応しやすく、聴力は元に戻りやすく、疲れやストレスなどがあるとメニエール病のように何度も繰り返します。めまいはあったとしても、メニエール病のような回転性のめまいはなく、ふわふわするような軽いめまいが大半です。

過労やストレス、睡眠不足、肩こり、頭痛などの不調を慢性的に抱えている20～30代の女性に増えています。

【予防と治療】

精神的・肉体的なストレスが引き金になっていることが多いので、無理をせず、疲れたら睡眠をしっかりとり、適度な休息をとることが予防につながります。

治療はストレスをとる抗不安薬の内服や、点滴（補液）が基本。低音障害が強いときには、ステロイドを使うこともあります。

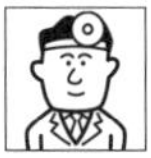

仕事や育児の疲労を蓄積させないよう良質な睡眠をとるよう心がけ、軽い運動で心身をリフレッシュしましょう！　ＡＬＨＬはストレスの原因がとれないと反復する病気ですが、繰り返すときはメニエール病との鑑別検査をしておいたほうがよいでしょう。

機能性難聴《きのうせいなんちょう》（心因性難聴《しんいんせいなんちょう》、ヒステリー難聴、詐聴《さちょう》）

どんな病気？

耳にも脳にも問題がないのに起こる心の難聴?!

外耳、中耳、内耳、神経、脳幹などに明らかな障害がないにもかかわらず、聴力検査結果で異常が見られることがあります。純音聴力検査をはじめとした自覚的聴力検査は、被検者の全面的な協力を前提としているため、検査中の応答を偽られると、検査結果に真の聴力が表れません。意図的にウソをついて難聴をふるまうような場合は「詐聴」と呼びます。耳に原因はなく、精神的ストレスが原因となっているものは、「心因性難聴」と呼びます。また、ヒステリーが原因のものは「ヒステリー難聴」と呼びます。

思いがけないことがストレスになっているかも?!

心因性難聴は、学童期の子どもにしばしば見られます。利発で親の期待に沿うようにがんばる女児に多く見られます。本人はまったく気づいておらず、学校の健診で初めて発見されることも少なくありません。大人でもＰＴＳＤ（心的外傷後ストレス障害）にともなって、同様の症状が見られることがあります。

【予防と治療】

十分な問診を行ない、ストレスの原因となるエピソードをはっきりさせることから始め、カウンセリングや心理療法を行ないます。このとき、器質的な障害がないことを、患者さんだけでなく家族が十分理解することが重要です。特別に日常生活に支障がない場合には、病人扱いをしないで、1～3か月ごとに必ず聴力検査を受け、様子を見ます。

同時に、原因と考えられる精神的ストレスを見つけ、その負担を軽くするように生活指導をし、必要があれば、心理士などとの協力態勢で、カウンセリングや認知行動療法などを行ないます。

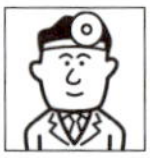

機能性難聴は、多くの場合において、その背景に事故、災害、虐待《ぎゃくたい》、犯罪などのエピソードがあり、そうしたトラウマが解きほぐされると、自然に治ります。また、無理な過度の期待の中で受験や資格試験にのぞみ、その結果、生活リズムが崩れたりすることでも生じます。周囲の過度な期待はストレスの一番の原因です。まわりもそのことをよく理解して見守ることが大切です。

5章

補聴器で人生は楽しくなる

聞こえを補うだけではない、すごい効果とは——

補聴器で難聴の進行を防ぐ

早めの着用で得られるメリットは多い――

現在、日本人で補聴器をもっている人は、難聴の人の7人に1人。実際に使用している人は、10人に1人にも満たないと言われています。欧米諸国の3分の1以下の普及率です。残念でならないのは、補聴器をつけないことによって難聴が進行してしまった人、仕事やコミュニケーションで問題を抱えるようになる人が、あまりにも多いことです。

しかも、ようやく補聴器を装用したときにはすでに高度の難聴になっていて、補聴器を着用することによる恩恵を最大限に受けられなくなっているケースも少なくありません。

脳は絶えず刺激を受けていないと、どんどん衰えていきます。そのため、できるだけ早いうちから着用していないと、補聴器をつけても長期のリハビリテーションが必要になってしまいます。また、70代、80代になって初めて補聴器を着用した場合、補聴器を使いこなすことができなくなっているケースもあります。

たとえば、脳が補聴器にすっかり慣れて補聴器本来の良さを実感するまでには、だいたい3～4か月かかります。そのため、最初は「思ったほど聞こえがよくならない」と感じてしまうかもしれません。また、これまで聞こえていなかった雑音まで一気に聞こえるよ

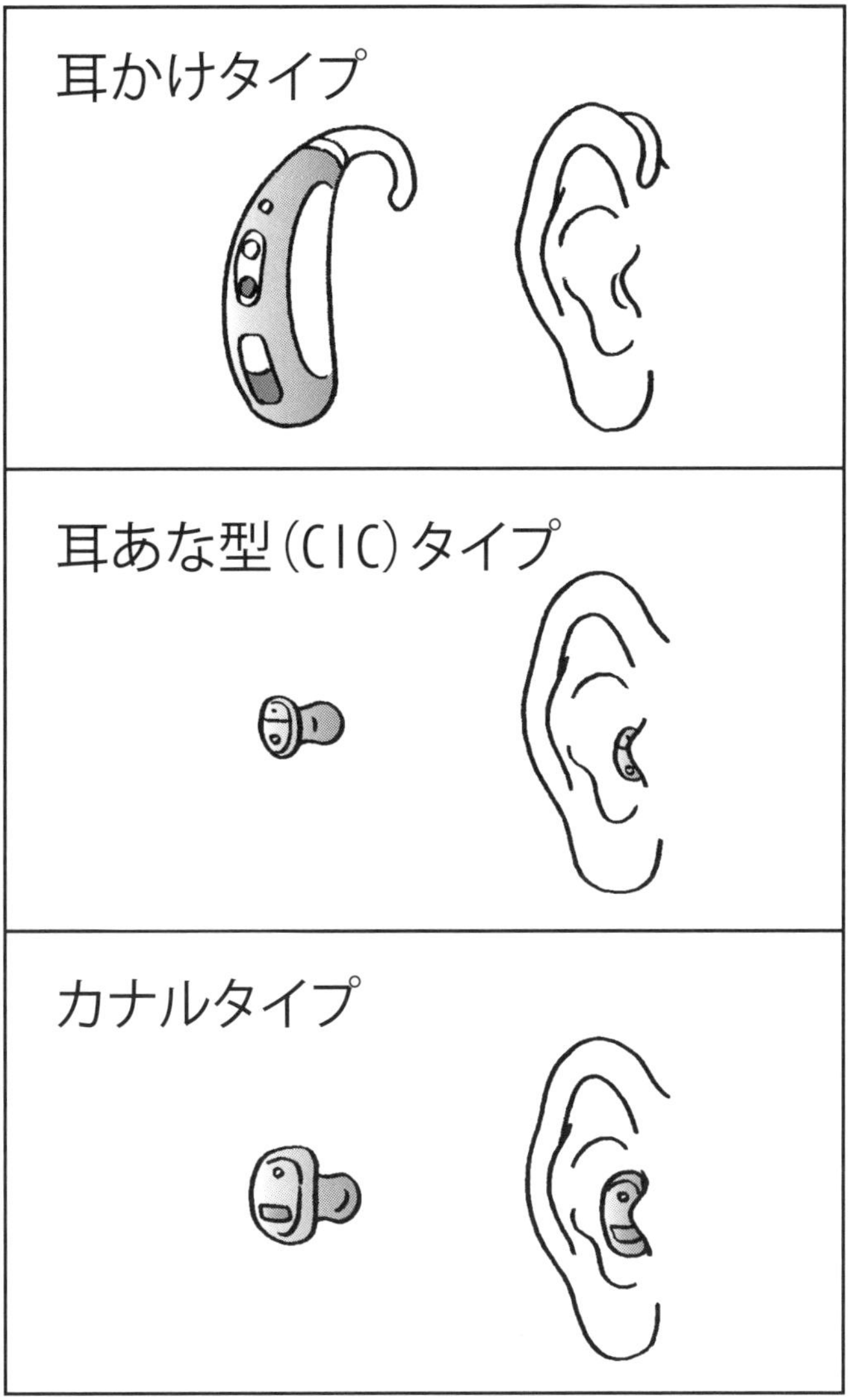
耳かけタイプ
耳あな型（CIC）タイプ
カナルタイプ

うになり「わずらわしい」と感じるかもしれません。しかし、それはあくまで一時的なものにすぎません。高齢になるほど、脳が十分慣れる前に使用をあきらめてしまう傾向があるのですが、慣れさえすれば、そのよさを実感できるはずですから、あきらめるよりも慣れること。気長に取り組むことが大切です。

また、補聴器は目覚ましく進化しています。古い補聴器のイメージをもったままで「補聴器なんて……」と決めつけず、ぜひ一度販売店やショールームにいって実際に補聴器を手にしてみてください。

小型化、高性能化したデジタル補聴器は、見た目もおしゃれで色や形のバリエーションも豊富です。つけているのがほとんどわからないタイプのものもありますが、あえて目立つ形や色のものを選んでアクセサリー感覚で着用する若い人もいるくらいです。

スマホなどの携帯端末とリンクさせられるタイプなどは、音楽を聞いたり、電話をしたりと、「補聴器機能がついているイヤホン」という感覚で、楽しみながら使えます。

デジタル補聴器は、会話の声だけを大きくしたり、ひとりひとりの聞こえの状態や好み、使用する環境に合わせて聞こえ方を微調整あるいは自動調整することも可能です。

「自分の生活や好みにあったものを見つけ、快適な聞こえの世界を楽しむ」というのが、いまどきの補聴器なのです。

なぜ補聴器は脳を鍛えてくれるのか
自分の可能性を広げてくれるツール――

そもそも、補聴器を「障害をサポートするツール」ととらえるのは、もう時代遅れの古い発想です。

補聴器を着用するということは、脳に聴覚という刺激を与え、脳をトレーニングするということでもあります。つまり、補聴器は自分の脳力を高めるツールとしてとらえるべきではないでしょうか。

たとえば、補聴器は英語を習得したり、英会話のスキルを高めることができるツールでもあります。つまり、こういうことです。

人は誰でも20～2万ヘルツの音を聞き取る能力をもって生まれてきますが、成長するに従って、日常的に使用しない周波数の音を聞き取る能力はどんどん切り捨てていき、母国語の周波数帯を聞き取る能力に特化した脳をつくりあげていきます。

そのため、世界でいちばん低い周波数帯の言語を話す日本人が、大人になってから英語を習得するのは決してたやすいことではありません。

しかし、補聴器をうまく使えば、高い周波数帯の音も聞き取りやすくなり、英語の習得もずいぶん楽になります。

ごく軽い難聴の30代のビジネスマンが、効率よく英語をマスターするために補聴器を使ってもいいし、中高度難聴の60代の人が、補聴器をつけ始めたのを機に、英語をマスターしようと考えてもいいでしょう。

いくら補聴器をおすすめしても、「まだ早い」「まだ大丈夫」と、なかなかその気になれないでいる人が多いのですが、補聴器は単なるツールなのですから、こんなふうにもっと自由な発想で活用していいのです。

新しいことにチャレンジするのに年齢は関係ありませんから、80代、90代になってから社交ダンスを始めたり、いきたい国の言葉を学んだりすることを始めるのも素敵です。

最新の補聴器は、聞こえなくなった音を復元してくれる機能まで備わっているので、昔のような「補聴器は役立たず」のイメージは間違いです。補聴器をつけることでどんな可能性が広がるだろうと考えて、いくつになっても前向きにチャレンジしていく気持ちが人切だと思います。

世界の言語の音域

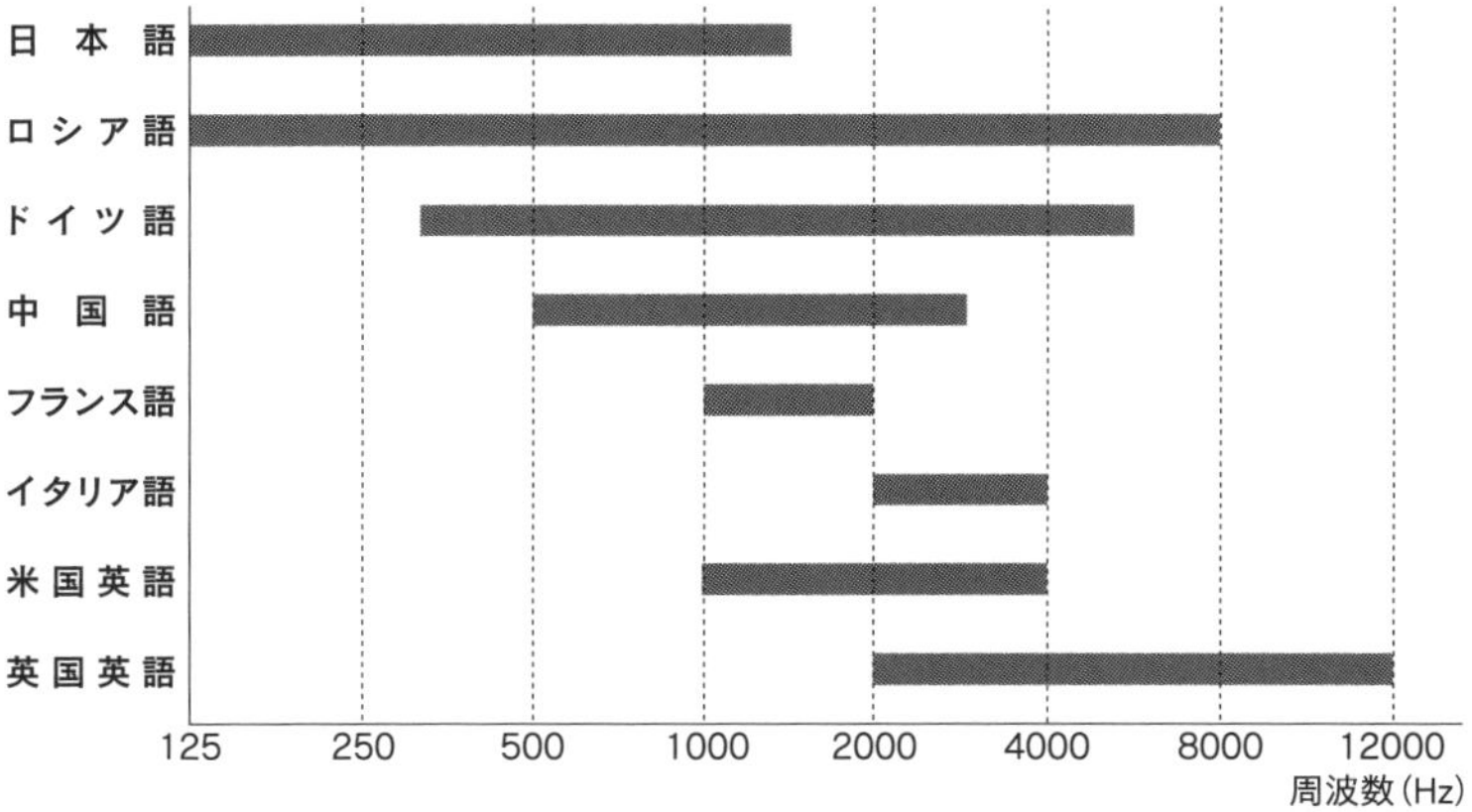

世界の主な言語の中で、日本語は音域（周波数）が低いことがわかる。加齢とともに高い音は聞き取りにくくなる傾向があるから、日本語は、高齢者に「やさしい」言語であるといえる。

※『トマティス流最強の外国語学習法』（日本実業出版社）より

英語と日本語の音の分布

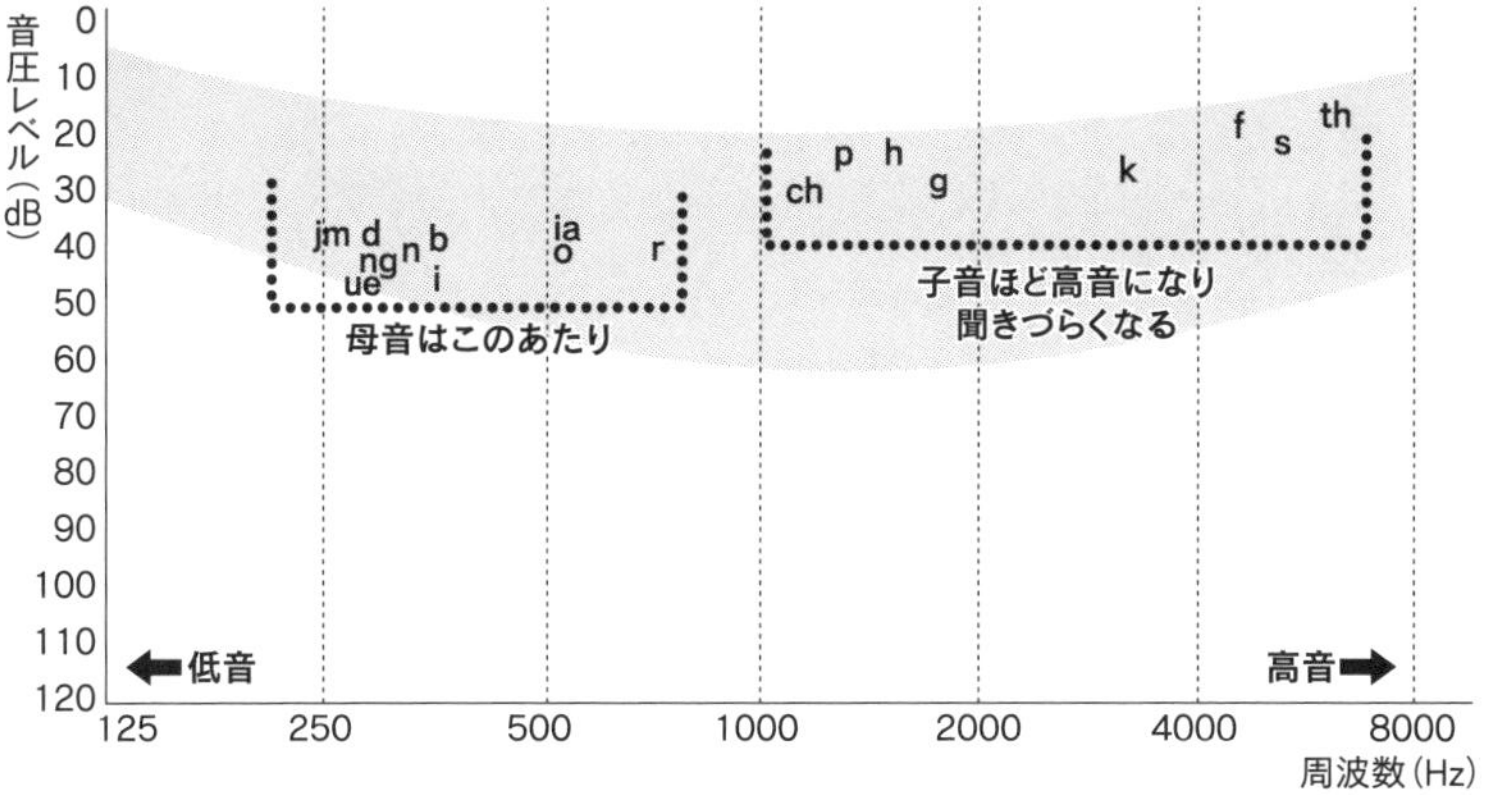

英語の音は子音が多く、加齢とともに聞き取りにくくなりやすい。日本人が英語を学習（とくにヒアリング）する場合は、補聴器の使用が有効である。

※スターキージャパンの資料より

欧米では40歳代以降の必須ツール

——トップビジネスマンが、早期に補聴器を使う理由——

欧米では、企業や組織のトップクラスほど、若いうちから補聴器をつけています。トップにのぼり詰めていくほど孤独になり、敵が増えていく中で、世の中の動きや部下たちの声に耳をすまし、敵と戦っていくためには、若いころ以上に健全な聴力が必要だからでしょう。

実際会議の席で大切な数字を聞き間違えたり、ヒソヒソ話に気づかないようでは、トップとしての能力を疑われてしまいます。

そこで、欧米のトップたちは「何ひとつ聞き逃すまい！」という明確な意志をもって、少しでも聞こえが落ちてくると補聴器を着用し始めます。彼らにとって補聴器は、欠かすことができないビジネスツールなのです。

あまり表立ったニュースになることはありませんが、最近は日本でも、補聴器をつけている外資系企業のトップや外交官、政治家が増えています。彼らも比較的軽い難聴のうちから補聴器をつけています。海外のトップたちと同等の聴力がなければ対等にわたりあっていけないという状況が増えているのでしょう。

最新の補聴器はデザインも洗練されているので、年寄りくさいイメージはどこにもありません。こうした潮流はどんどん補聴器ユーザーの裾野を広げつつあります。日本のビジネスマンも、補聴器がビジネスの必須ツールだという認識をもち、そろそろ本気で補聴器の装用を検討すべきときがきたと言えるでしょう。

じつは、2012年に日本で行われた調査（Japan Trak 2012）によると、補聴器を使用しているサラリーマンには、年収1000万円を超える人が9%、2000万円を超える人が3%もいるのに対し、補聴器を使用していないサラリーマンでは、1000万円を超える人は4%。2000万円を超える人がほとんどいないということがわかっています。

この結果は、「収入が低いから補聴器が買えないのではなく、補聴器を買わないから能力を十分に発揮できず、収入が低いまま上がらない」という事実が明らかになったのだと私は考えています。なぜなら、補聴器の費用は医療費控除や必要経費としても申告できるので、価格の影響というよりも、その人の意欲の問題によるところが大きいと思うからです。

実際、欧米では、補聴器を装用することは、決して「恥ずかしいこと」「隠したいこと」ではなく、若い元気な聞こえの人たちと同じ能力をもっていることを示すステータスのようなものです。日本でも、そういう認識が広まっていくといいですね。

補聴器の種類と特性を知ろう

それぞれのメリット、デメリットとは――

　補聴器は、現代のＩＴ技術が濃縮されたハイテクの聴能力アップ機器です。小型のコンピュータが内蔵されており、デジタル処理で瞬時に最適な音をつくりだしてくれます。

　また、最新のものは、スマホと連動させたり、リモコンを用いることで、その時々に必要な機能を手元でオン・オフさせることもできます。

　雑音を抑制したり、聞きたい音の方向にマイクの指向性を変更させたり、聞こえない（あるいは聞こえなかった）音を復元させたりと、じつに多彩・多才な機能をもっていて、もはや単なる「聞こえを補う機器」というよりは、「聞こえを自由自在にパワーアップしコントロールする機器」と言っても過言ではないでしょう。

　こうした機能を発揮させるためには、バッテリー寿命や搭載するＩＣチップの高い性能が求められます。

　ボディがあまり小さいと、いろいろな制約が生じるため、高性能補聴器の主流は、現在、耳かけ型補聴器となっています。

デジタル補聴器は、集めた音をデジタル信号に変換し、マイクロプロセッサで分析・調整したうえで、再びアナログ信号に変換します。そのため、デジタルでありながら元の音に近い自然な音色や抑揚を聞くことができます。

デジタル補聴器のメカニズム

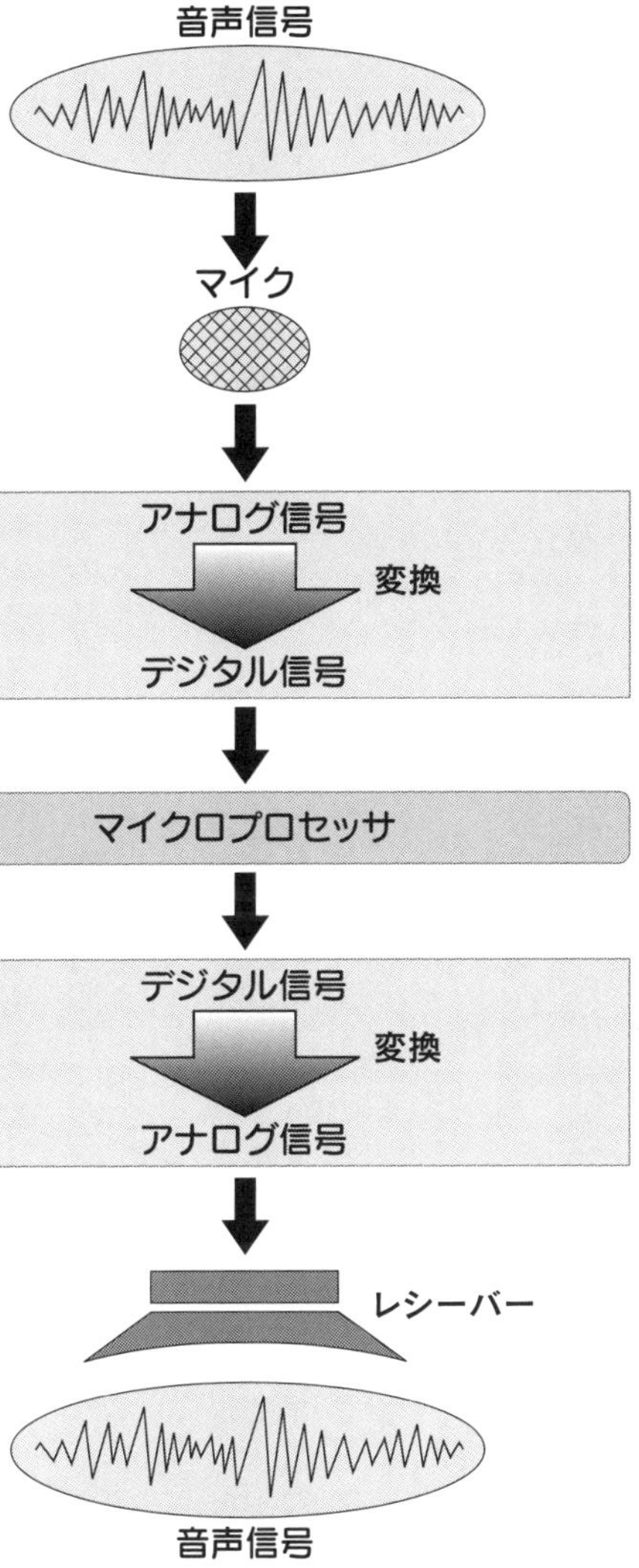

【さまざまな形状の補聴器】

●耳かけタイプ

耳の後ろにかけて使用するタイプの補聴器です。聴力適応範囲が広く、電池交換など操作が簡単で扱いやすいのが特徴です。

多彩な機能をもち、コスト的にもこなれていて、万人に向いているのが耳かけ型です。また、見た目と違って、実際につけてみると意外にも、いちばん目立ちません。90％の人が耳かけを選んでいます。

●耳あな（CIC）タイプ

補聴器の中でも、もっとも小さい、耳の中に入れるタイプの補聴器で、外耳道に完全に入っていきます。外から見て、補聴器をつけていることが気づかれにくいのが最大の特徴でしょう。耳あなの形に合わせてシェル（外形部）をオーダーメイドで作成します。

小さなボディに盛り込める機能は限られているため、もっぱら軽度難聴の方におすすめです。

●カナルタイプ

耳の中に入れるタイプの補聴器ですが、先だけ耳の入り口から見えるため、耳かけより目立つように思います。ひとりひとりの耳の形に合わせてシェル（外形部）をつくるオーダーメイドが一般的ですが、小さく見えて意外に目立つのがデメリットです。

難聴のレベルと補聴器のタイプ

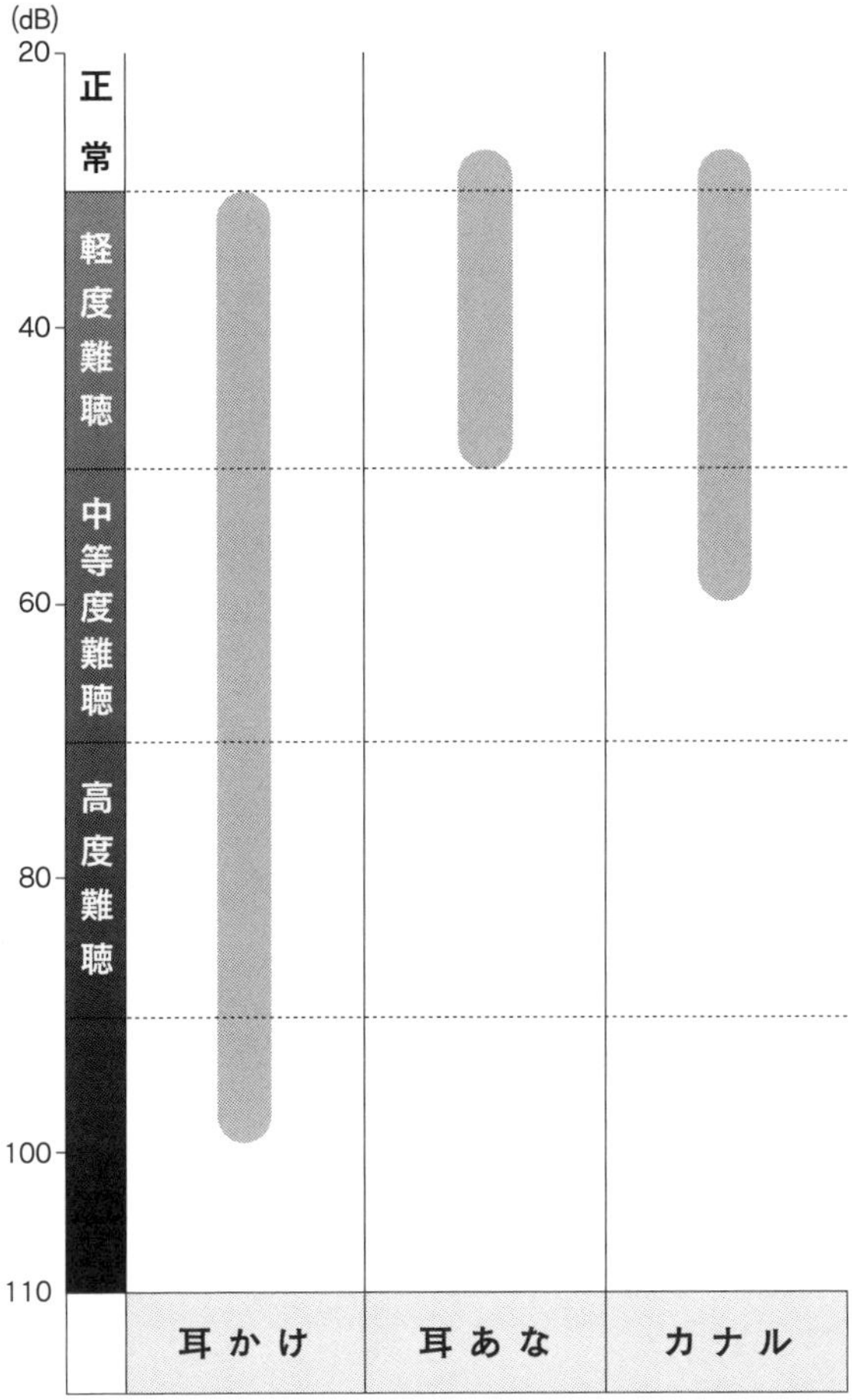

補聴器選びのポイント

──最大の効果を得るために──

①不安や疑問は事前に解消！

補聴器は、着用する人が「補聴器をつけて頑張ろう」という意欲をもつことが何よりも大切です。そのためにも、不安や疑問は最初に解消しておくことが大切です。まず補聴器相談医に相談して「聞こえ」の状態をチェックしてもらい、難聴の原因や程度を理解しておきましょう。

②信頼できる補聴器店を選ぶ

豊富な知識と経験、技術をもつ専門家（認定補聴器技能士など）と出会えるかどうかが、補聴器選びを大きく左右します。2～3店はまわり、もっとも信頼できる専門家のいる補聴器店を選びましょう。

③症状や希望をしっかり伝える

現在どんなときに困っているか、どういう音が聞こえないかなど、現在の聞こえの状態をできるだけ詳細に伝えましょう。不安や疑問、使用する目的、好み、予算なども、遠慮なく伝えることが大切です。補聴器は長く使うものですから、時間はかかっても納得し、満足できる選択をすることが大切です。

④フィッティング・試聴は納得いくまで根気よく

補聴器は、使う人の聞こえの状態、聞こえ方の好み、使用目的などに合わせて緻密に調整・フィッティングしなければなりません。また、調整した補聴器を実際に試聴して、微調整していくことも大切です。静かな場所、騒音のある場所など、さまざまな場所で試聴してみましょう。

⑤アフターメンテナンスも確認！

補聴器は、購入後も実生活での聞こえや環境による影響を確かめながら、さらに微調整して仕上げていく必要があります。定期的にメンテナンスし、気になることや不具合をそのつど相談できるか、丁寧に対応してくれるかなど、事前に確認しておきましょう。

有名店だからといって、通えない遠くの店での購入は、あとあと無理が生じるので、賢い選択とはいえません。

あとがき

本書を手にしてくださったあなたは、「最近、聞こえが悪くなってきた」「少しでも聞こえをよくしたい」など、聞こえに関する何らかの悩みや不安をお持ちの方ではないかと思います。

若者の間でヘッドホン難聴、スマホ難聴と呼ばれる難聴が急増していることからもわかるように、もはや難聴は高齢者だけのものでなく、世代に関係なくすべての人がなりうる耳のトラブルです。

私たちの耳は、耳栓でもしない限り、ほとんど24時間休むことなくはたらき続けています。たとえ迷惑な騒音であっても、耳に障害をもたらすような強大音であっても、耳が自らそれらを遮断《しゃだん》することはできません。耳は日常生活にあふれる大小高低のすべての音をキャッチしている、非常に受動的で、それゆえに疲弊《ひへい》しやすい、意識的に休ませてあげなくてはならない感覚器官です。

また、聞こえの力を衰えさせるのは、騒音のような外からの刺激だけではありません。私たちの体内で起こる血管や血流のトラブルも、聞こえを悪くする要因となります。代謝が悪くなれば、日々の音のダメージから耳が立ち直ることが困難になってしまうからです。

決して「年をとれば誰でも難聴になる」というわけではありませんが、私たちの耳は、このように身体の内と外から襲いかかってくる難聴の要因と常に闘い続けているといっても過言ではないでしょう。

「聞こえ」の衰えやトラブルを放置すると、脳への刺激の減少に直結します。そのため、コミュニケーションや学習能力にさまざまな障害があらわれてきます。耳から入ってくる音の情報は、私たち人生をより楽しみ、しなやかに生きていくために欠かせない栄養です。その栄養が不足・欠乏してしまわないよう、耳を酷使《こくし》するのではなく守る習慣を身につけるとともに、耳のトラブルの早期発見・早期治療を心がけていきたいものです。

本編でも触れているように、耳のトラブルは本人も気づかないまま放置されることが多く、回復や治療が難しいタイプの難聴もあります。あなたがもし、悩みや不安を感じているのなら、それは早期発見・早期治療のチャンスなのですから、ひとりで抱え込んだり、放置したりしないで、どうぞできるだけ早く耳鼻咽喉科医に相談してください。

医療の世界は日進月歩で進展しており、難聴の治療も日々変化・進化し続けています。たとえば、突発性難聴の治療といえば、従来はステロイドを中心とした薬物治療が中心でしたが、２０１１年、米国で驚くべき論文が発表されました。

多くの研究論文の治療成績を総合的に検討するメタアナリシスという手法で分析したところ、「突発性難聴をはじめとする感音難聴に対し、ステロイドがほかの薬剤や自然治癒力より優れているという証拠はない」という結論に達したというのです。（※注）

通常、突発性難聴の治療法には、ステロイドのほか、循環改善薬やビタミンB_{12}、混合ガス療法、高気圧酸素療法などがあり、いくつかの薬や療法を併用している場合がほとんどです。しかし、研究の結果、明らかな効果があったのは、代用血漿《けつしょう》と呼ばれる血液の代用品で身体の水分量を補う方法だけでした。これは、ステロイドよりも、水分を補うことで私たち自身の身体を正常な水分バランスに保つことのほうが有効である、つまり、ステロイドより自然治癒力のほうが勝っているということを示しています。

さらに前述のとおり、突発性難聴で聞こえの衰えた耳に、聞こえるレベルの音量で音楽を聞かせてやると、聞こえが回復してくるという研究報告もあります（自然科学研究機構生理学研究所）。

耳は、使わないことで衰える一方、使うことで回復することを示した画期的な研究結果だと言えるでしょう。

遺伝子治療や再生医療など、その進化は目覚ましいものがあると思いますが、難聴を自覚するようになったら、耳を積極的に使うこと、耳を守ること、休ませること、自己修復

（※注）Conlin AE, Parnes LS: Treatment of sudden sensorineural hearing loss: I. A systematic review. Arch Otolaryngol Head Neck Surg 2007; 133: 573-581.

力を発揮できるような健全な代謝を維持することが、どれほど大切かわかりません。

難聴のままでいることは、耳も脳も衰えさせてしまいます。その意味では、できるだけ早く補聴器を活用することも非常に大切です。

本書により、一人でも多くの方があらためてそのことに気づき、より快適な「聞こえ」を取り戻していただけるよう、心から願っています。

最後に、本書の出版にあたりご協力をいただきました城所知子さん、補聴器の専門家としての立場から技術用語や専門用語についてアドバイスいただきました深澤佳道さんに、あらためて感謝の意を表します。

中川雅文

中川雅文（なかがわ・まさふみ）
1960年、徳島市生まれ。順天堂大学医学部卒。米イリノイ大学シカゴ校電子工学部、脳機能研究所などで聴覚神経生理学、脳機能画像を研究。医学博士（順天堂大学）。東京臨海病院耳鼻咽喉科部長、順天堂大学医学部客員准教授などを経て、現在、国際医療福祉大学病院耳鼻咽喉科部長・教授。耳とコミュニケーション研究の第一人者として、テレビ出演をはじめ活発に情報発信をおこなっている。著書に『「耳の不調」が脳までダメにする』（講談社プラスα新書）『耳トレ！　こちら難聴・耳鳴り外来です。』（エクスナレッジ）『耳と脳 臨床聴覚コミュニケーション学試論』（医歯薬出版）ほかがある。

耳がよく聞こえる！ようになる本

2015年11月30日　初版印刷
2015年12月10日　初版発行

著者――中川雅文

企画・編集――株式会社夢の設計社
〒162-0801
東京都新宿区山吹町261
TEL（03）3267-7851（編集）

発行者――小野寺優
発行所――株式会社河出書房新社
〒151-0051
東京都渋谷区千駄ヶ谷2-32-2
TEL（03）3404-1201（営業）
http://www.kawade.co.jp/

装丁――スタジオ・ファム
カバーイラスト――SHOZO
本文イラスト――中村知史
図版作成――AKIBA／アルファヴィル
協力――城所知子
DTP――アルファヴィル
印刷・製本――中央精版印刷株式会社

Printed in Japan ISBN978-4-309-27662-5